Docteur Jean-Charles GIMBERT

CHRONIQUES AIGÜES
du monde médical

Confidences

d'un médecin de terrain

Tome 3

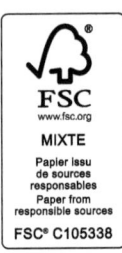

Loi n°49-956 du 16 juillet 1949 sur les publications destinées à la jeunesse, modifiée par la loi n°2011-525 du 17 mai 2011.

© Jean-Charles Gimbert 2023
Édition : BoD - Books on Demand, info@bod.fr
Impression : BoD – Books on Demand,
In de Tarpen 42, Norderstedt (Allemagne)
Impression à la demande

ISBN : 978-2-3224-8172-9

Dépôt légal : Juin 2023

À mes patients,
pour leur confiance

À mes confrères,
pour leur compliance

Guérir quand c'est possible,
Soulager le mieux possible,
Écouter le plus possible

Docteur Jean-Charles Gimbert

Du même auteur :

Déjà parus dans la même collection :

Tome 1 : THYROÏDE, arrêtons le massacre !

Tome 2 : VACCINS, droit de légitime défiance

À paraitre dans la même collection :

Tome 4 : FIN DE VIE, une honte française

Aux Éditions Symbiose :

Médecins, maltraitants et protégés. Enquête dans un ehpad

Sommaire

Préambule .... Page 9

Parus dans la revue *Révolution Santé*
Les jambes en l'air .... Page 13
La méthode de Papa .... Page 17
Le mauvais rhume .... Page 21
Le canard et le poisson .... Page 25
Le malheur des uns .... Page 29
Qui s'y frotte s'y pique .... Page 33
Un cœur de sportif .... Page 37
Quand les masques tomberont .... Page 41
L'Ordre complice .... Page 45
La course à l'échalote .... Page 49
Les casseroles de l'alu .... Page 53
N'oubliez pas de reculer vos montres .... Page 57
Vous avez dit bizarre ? .... Page 61
Le symptôme de la clenche .... Page 65
Il n'y en aura pas pour tout le monde ! .... Page 69
Le cœur brisé .... Page 73
1, 3, 5, 7… Et ensuite ? .... Page 77
À bas les récalcitrants .... Page 81
La boite à coucou .... Page 85
L'effet nocebo .... Page 89
Numerus sclerosus .... Page 93
Nous aurait-on menti ? .... Page 97
Obèse et dénutri .... Page 101
Haro sur les non-vaccinés ! .... Page 105

Droit de légitime défiance .... Page 109
Mauvaises pratiques .... Page 113
Les fuck-nouilles .... Page 117
Une caresse brûlante .... Page 121
Conflits d'intérêts .... Page 125
Mea culpa .... Page 129
Chaud Cola .... Page 133
Le bras ballant .... Page 137
Médecins pigeons .... Page 141
Antibiorésistance .... Page 145
Hors normes .... Page 149
Bonne retraite .... Page 153
Retour de soignants prodigues .... Page 157

Parus dans la revue *Santé Libre*
Covid en Ehpad : le sacrifice odieux .... Page 161
Thyroïde : arrêtons le massacre ! .... Page 170
Médicaments : une pénurie alarmante .... Page 178
Généralistes : les vraies raisons de la colère .... Page 187
Génériques : une tromperie aggravée… .... Page 196
Fin de vie : l'inavouable vérité ! .... Page 207

En direct de mon blog
Une honte nationale .... Page 215
État d'AME .... Page 216
Racket des neiges .... Page 217
Plus de limite à l'outrance ! .... Page 219
Cordonnier le plus mal chaussé .... Page 221
Faites notre test : qui êtes-vous ? .... Page 222

Préambule

Le 8 octobre 2018, je reçus, par l'intermédiaire de la page Contact de mon blog, un mail émanant du directeur d'une revue de médecine naturelle intitulée *Révolution Santé*.

Dans son courriel, celui-ci mettait à rude épreuve ma modestie naturelle en faisant, dans une envolée dithyrambique, l'éloge de ma qualité d'écriture extrapolée de quelques textes que j'avais saupoudrés sur le web.

Il me proposait de collaborer à sa toute jeune publication mensuelle sous la forme que je souhaitais. Appliquant l'adage de Michel Audiard selon lequel « dans la vie, ne pas reconnaitre son talent, c'est faciliter la réussite des médiocres », je décidai de répondre positivement à cette invitation originale.

Je demandai à lire les premiers numéros et constatai l'excellente valeur scientifique des articles présentés, tant par la précision dans l'analyse des sujets abordés qu'au travers du cursus de leurs auteurs.

Ainsi, depuis près de 4 ans, je produis tous les mois, avec la régularité d'un pacemaker, une chronique inspirée par mon humeur du jour autant que par l'actualité du moment, la seconde influençant en général la première.

Le 10 décembre 2021, toujours par la page « Contactez-moi » de mon blog, je trouvai dans ma boite un message qui retint toute mon attention…

— Bonjour Docteur, je suis responsable éditoriale chez Biosanté, et travaille sur une revue de résistance intellectuelle et pacifique dénommée *Santé Libre*. Je vous ai découvert par *Révolution Santé*, et une lettre de son rédacteur en chef. VivaSanté et Biosanté travaillent dans le même écosystème. *Santé Libre* est un mensuel de 16 pages dans lequel nous donnons la parole à des médecins, scientifiques, penseurs qui analysent les enjeux sociaux de la santé, le Covid bien sûr, mais pas seulement. Notre objectif est d'aiguiser l'esprit critique et d'aider au décryptage des actualités autour de la santé. Seriez-vous intéressé pour rejoindre notre équipe d'auteurs ?

Je jetai un coup d'œil sur l'équipe en question... Une vraie « *dream team* ». Que du beau monde !

— Bonjour, je saisis toujours la perche qui m'est tendue dès lors qu'elle porte un micro et que je puisse m'exprimer, lui répondis-je dans la foulée. Je suis intéressé par votre proposition et j'accepte avec enthousiasme d'intégrer votre équipe.

J'avais bien repéré que la plupart des membres titulaires occasionnels de ce groupe à la fois rédactionnel et réfractaire, appartenaient à ce que la population appelle, avec des trémolos dans la voix, des lanceurs d'alerte... et que le gouvernement qualifie un peu trop facilement de complotistes ! Pourtant, heureusement que des solitaires courageux, en prenant des risques personnels parfois insensés, ont sonné l'alarme contre les toxiques environnementaux comme le plomb, l'amiante ou l'aluminium, les pesticides, herbicides et autres insecticides qui riment si bien avec homicides, ainsi que d'autres produits d'usage courant tels le Médiator ou le nouveau Lévothyrox, plus proches du poison que du médicament, sans oublier certains vaccins encore en phase expérimentale injectés à des personnes fragiles, des enfants et des femmes enceintes, cela sans arrière-pensée ni la moindre garantie de prise en charge en cas d'accident.

Voilà comment je fus amené à consacrer à l'écriture le peu de temps laissé par mes activités de formateur indépendant auprès des professionnels santé. Fort de ma très longue expérience de l'exercice médical sous toutes ses formes et de mon approche de l'être humain dans sa globalité, j'ai pu aborder, dans des formats courts et concis, différents sujets d'intérêt général, touchant des préoccupations quotidiennes et mêlant à des anecdotes authentiques, des analyses sans concession parsemées de conseils de bon aloi.

Pouvoir donner libre cours à ma prose d'ancien soixante-huitard embourgeoisé mais toujours rebelle m'a procuré au cours des derniers mois une réelle satisfaction, laquelle semblait partagée par les lectrices et les lecteurs des deux revues, aussi instructives que complémentaires, qui faisaient appel à mes services. Je me suis alors tout naturellement tourné vers le livre afin d'avoir plus d'espace pour développer certains de mes thèmes de prédilection et révéler au public des vérités souvent stupéfiantes. Notamment sur la façon diabolique avec laquelle l'industrie pharmaceutique, dont il serait par ailleurs absurde de méconnaitre les services rendus, sacrifie de plus en plus les intérêts de la santé publique à ceux, financiers, de ses actionnaires.

J'ai ainsi initié en autopublication une collection dans un format de poche que j'ai appelée « Confidences d'un médecin de terrain ». Le ton peut paraitre caustique et l'argumentaire polémique mais la démonstration reste parfaitement étayée. D'ailleurs aucun de mes livres n'a encore fait l'objet de la moindre contradiction. C'est dire si mes diatribes des deux premiers tomes, sur le massacre des thyroïdes ou la légitime défiance à l'égard des vaccins, sont documentées et inattaquables.

En attendant la sortie prochaine d'un autre livre consacré cette fois au scandale national de la fin de vie et ses 200.000 morts dans l'indignité chaque année en France, j'ai pris l'initiative de réunir dans le présent recueil l'essentiel de mes chroniques mensuelles pour *Révolution Santé* et certains de mes articles de fond pour *Santé Libre*.

Par courtoisie envers les éditeurs de ces deux revues mensuelles, et par respect pour notre collaboration, j'ai inséré en dernière page des liens en vue d'un éventuel abonnement à utiliser pour découvrir ces publications si cela vous intéresse.

J'ai ajouté, en guise de conclusion, d'autres petits textes personnels, extraits de mon blog, dont certains sont parus dans *Le Généraliste* et le *Quotidien du Médecin*, en général sous forme d'anecdotes publiées dans le courrier des lecteurs.

Peut-être que ces quelques battements de plumes sans prétention, rédigés par un médecin de terrain qui dit tout haut ce que ses confrères n'osent même pas murmurer de peur des représailles, vous inciteront à parcourir mes autres livres, passés ou à venir ?

Bonne lecture à vous…

> Chroniques pour la revue mensuelle
> « Révolution Santé »

Les jambes en l'air
(janvier 2020)

Il était 1H15 du matin sur le vol Paris-St Denis de la Réunion où je me rendais pour donner une formation hospitalière. Je venais enfin de m'assoupir, dans une position de Maître Yogi, lorsque je sentis qu'une main légère me tapotait l'épaule tandis qu'une douce voix féminine me susurrait à l'oreille :

– Docteur… Docteur…

Après avoir savouré quelques instants ce moment fantasmatique, je soulevai péniblement une paupière pour découvrir une charmante hôtesse de l'air me demandant si j'étais bien médecin parce qu'on avait besoin de mes services auprès d'une passagère tombée en syncope quelques rangs devant moi.

Je jetai un regard sombre à mon voisin de siège, un délateur à qui j'avais eu la faiblesse d'indiquer ma profession, et suivis la jeune femme.

N'ayant malheureusement pas pensé à emporter en voyage ma mallette d'urgence, je quémandai un tensiomètre. On m'en apporta un, flambant neuf et dernier cri, encore tout emballé et fleurant bon le velcro neuf.

Quelques minutes plus tard, le temps de remonter le bidule et d'en comprendre le mode d'emploi, j'annonçai aux dames en bleu qu'il s'agissait, selon moi et avec les réserves que cela suppose, d'une hypotension orthostatique. Diagnostic d'autant plus facile que la fille de l'évanouie venait de m'indiquer que sa mère avait bêtement oublié ses bas de contention à son domicile alors qu'elle souffrait d'insuffisance veineuse.

À l'aide d'une hôtesse promue infirmière, j'installai ma patiente occasionnelle à même le sol, sur des couvertures, les jambes en l'air mais à l'abri du regard indiscret de quelques voyageurs noctambules. Quelques minutes plus tard, et sans autre intervention de ma part, la dame avait retrouvé simultanément des couleurs et ses esprits. En regagnant mon siège, sous l'œil humide et le sourire reconnaissant des autres passagers trop heureux d'avoir échappé, grâce à moi, à une modification du plan de vol, je savourais ma chance d'avoir eu, au moins une fois dans ma longue carrière, l'opportunité de répondre positivement à la question de légende : « Y a-t-il un médecin dans l'avion ? ».

L'hypotension orthostatique correspond à une chute brutale de la pression artérielle lorsqu'on se met debout, ce qui peut perturber temporairement l'arrivée du sang dans le cerveau et provoquer des vertiges, voire des pertes brèves de connaissance, souvent responsables de chutes dont la fréquence augmente avec l'âge.

L'insuffisance circulatoire, et son corollaire, la stase veineuse, en constitue l'une des causes principales. Or la marche, par la contraction rythmique des mollets et l'écrasement alterné des plantes des pieds, refoule le sang vers le haut et entretient la circulation dans la tuyauterie. A contrario, l'immobilisation prolongée, en position assise, comme lors d'un long voyage en train, en car, en voiture, et singulièrement en avion pour de sombres raisons de taux faible d'humidité et d'oxygène auxquelles s'ajoute la diminution de la pression atmosphérique en altitude, expose à un risque de phlébite et parfois d'embolie pulmonaire de survenue brutale, avant même l'arrivée à destination… !

Quelques précautions peuvent s'avérer salvatrices comme d'opter pour un pantalon ample, sans ceinture, en évitant les tenues serrées, les jeans slims, les leggings ultra-moulants ou les bottes qui feront garrot et gêneront le retour veineux. Pour le même motif, il vaut mieux perdre, au moins le temps du voyage, la regrettable habitude de croiser les jambes.

Ne pas hésiter à boire beaucoup d'eau, de préférence plate, et surtout penser à bouger autant que possible, au minimum avec des mouvements de flexion/extension des chevilles et, de préférence, en déambulant régulièrement dans le couloir central de l'engin de transport. En voiture, la pause s'impose, au moins toutes les deux heures…

Bien sûr, le port de bas de contention reste la meilleure aide thérapeutique. Ils sont élastiques, ce qui leur permet de récupérer la pression artérielle à chaque pulsation cardiaque et de la reporter sur la paroi des veines pour faire remonter le sang vers le haut du corps.

Certaines thérapeutiques naturelles ont fait la preuve de leur efficacité, n'en déplaise à certains pseudo-experts à la solde des laboratoires pharmaceutiques et pataugeant sans vergogne dans les conflits d'intérêt.

Citons d'abord les médicaments homéopathiques dont *Hamamelis* et *Pulsatilla* sont les plus fréquemment utilisés, en alternant 3 granules en 9 CH toutes les deux heures pendant toute la durée du trajet. D'autres médicaments peuvent leur être éventuellement associés (*Zincum metallicum, Lachesis mutus, Aesculus hippocastanum, Arnica montana, Carbo vegetalis*, etc.).

La phytothérapie présente un grand intérêt avec en tête de gondole le marron d'Inde, la vigne rouge, le pin maritime ou le mélilot, à prendre la veille, le jour et le lendemain du voyage

Plusieurs huiles essentielles ont un intérêt par voie externe comme le cèdre, la menthe poivrée, le cyprès, le genévrier, l'hélichryse italienne, le vétiver ou encore le santal blanc. L'application se fera en massage, toujours du bas vers le haut, le plus tôt possible après l'arrivée, en ayant pris soin de pratiquer au préalable une douche écossaise sur les membres inférieurs.

Enfin, un dernier conseil de prudence : en cas d'antécédent phlébologique familial ou personnel, ou de facteur de risque surajouté, il convient d'être raisonnable et de consulter un médecin avant de partir. Celui-ci pourra réaliser certains examens complémentaires et, si nécessaire, faire injecter une petite dose d'héparine avant le décollage…

La méthode de Papa
(février 2020)

A une époque, aujourd'hui révolue, où « abondance » de médecins rimait avec « concurrence », il importait de faire valoir certaines spécialités susceptibles d'attirer le chaland… pardon, le patient !

Je m'étais ainsi rendu célèbre dans le canton pour ma capacité, par des moyens naturels, à favoriser la conception, au choix des parents, d'un rejeton de sexe mâle ou femelle avec une probabilité nettement supérieure aux prévisions de la météorologie nationale.

À l'instar des scientifiques d'antan, je n'avais pas hésité à tester courageusement sur moi-même, ou plus exactement sur mon épouse consentante, la méthode du bien nommé Docteur PAPA, un gynécologue ayant transposé de la vache à la femme un régime alimentaire qui avait donné pleine satisfaction à des générations d'éleveurs de bovins et de vétérinaires ruraux.

Ayant déjà deux filles à qui je souhaitais offrir un petit frère, j'imposai pendant de longues semaines à leur maman un régime draconien, excluant tous les laitages en particulier les fromages dont elle raffolait, et qu'elle ne cessa que lorsque je lui fis cadeau d'un Boursin entouré d'un superbe flot signifiant que le test de grossesse était positif. La naissance d'un garçon neuf mois plus tard attesta de l'efficience du procédé, qui se confirma par la suite à plusieurs reprises m'élevant peu à peu au grade de gourou en la matière.

C'est ainsi qu'un beau matin, arrivant à mon cabinet et ouvrant la porte d'une salle d'attente engorgée par mon retard, je vis se lever d'un bond une jeune dame aussi dynamique qu'inconnue qui me lança d'une voix forte, avant que j'aie le temps de la faire entrer dans mon bureau, une phrase définitivement assassine pour la paix de mon ménage et ma réputation de mari fidèle :

« Bonjour Docteur ! Je viens pour que vous me fassiez un garçon comme à ma voisine !! »

La révélation du procédé en question impose de rappeler en introduction, si j'ose dire, que sur un plan purement chromosomique, les filles sont XX et les garçons XY. Les ovules maternels étant tous nés sous X, c'est le premier spermatozoïde qui y pénètre qui déterminera le sexe de l'enfant à naître. On a donc sur la ligne de départ plusieurs millions de gamètes à flagelles, portant en proportions équitables un dossard floqué X ou Y. Or si les lièvres Y sont de rapides sprinters surtout en milieu alcalin, les tortues X sont plutôt des coureurs de fond appréciant le terrain acide.

Pour favoriser la conception d'un garçon, il faut donc privilégier les aliments riches en potassium et en sodium en consommant préférentiellement toutes les viandes, charcuteries, poissons salés (morue), fumés (harengs, haddock), en conserves (sardines, thon, maquereau au vin blanc), les céréales telles que le riz, les pâtes, la semoule, le pain blanc, les biscottes ordinaires, les biscuits apéritif salés, mais aussi les viennoiseries. Au rayon fruits et légumes, on préférera les légumes secs (fèves, haricots secs, pois cassés, lentilles, maïs) et tous les autres légumes, qu'ils soient frais, en boîte ou surgelés, sauf les légumes à feuilles vertes (épinards, cresson, pissenlit) et les fruits secs oléagineux (noisettes, amandes, cacahuètes…).

Il importe de diminuer simultanément les apports en calcium et en magnésium en faisant l'impasse sur le lait et tous les produits laitiers, c'est-à-dire les fromages, yaourts, petits-suisses, fromages blancs, mais aussi le beurre, les desserts ou préparations à base de lait (glaces, flans, sauce béchamel), les crustacés, coquillages, œufs en plat principal (omelettes, œufs durs, frits, pochés, à la coque) et enfin le chocolat et le cacao. Côté boissons, on choisira des jus de fruit, du thé, du café.

En toute logique, pour une petite fille, il faudra que la future parturiente adopte une alimentation en miroir de la précédente, c'est-à-dire riche en calcium et en magnésium, mais pauvre en sodium et en potassium. On abusera des laitages tels que lait, bien sûr, mais aussi yaourts, crèmes glacées, fromage blanc, petits-suisses, etc. Il est également recommandé de consommer de la viande blanche, du poisson frais et des œufs. Comme fruits et légumes, on se tournera vers les salades vertes, haricots verts, épinards, ananas, pommes, mandarines, pastèques, poires, fraises et framboises. On s'hydratera avec des eaux minérales riches en calcium et/ou en magnésium (Hépar, Contrexéville, Courmayeur, Talians). En revanche, pas d'eau gazeuse, ni de thé, café, chocolat, bière et encore moins de cidre.

Enfin, pour mettre toutes les chances de son côté, on pourra jouer sur le pH vaginal et la date du rapport fécondant. Ainsi, pour les Y et les garçons, on pratiquera un rinçage vaginal avec un savon alcalin affichant un pH supérieur à 8, cela juste avant un rapport qui, idéalement aura lieu au voisinage de l'ovulation ou mieux juste après celle-ci. Pour les X et les filles, on fera l'inverse en utilisant un savon acide d'un pH inférieur à 7 et en programmant le rapport 4 ou 5 jours avant l'ovulation afin que, lorsque les X parviennent enfin au contact du Graal ovulaire, leurs concurrents immatriculés Y soient déjà tous décédés au champ d'honneur.

Adieu romantisme, bonjour pragmatisme ! Et encore, je vous épargne les positions tirées du Kama Sutra que préconisent certains mais qui semblent plus efficaces pour déclencher une hernie discale que déterminer le sexe de l'enfant à venir...

En conclusion, on conseillera quand même une surveillance médicale de cette méthode et on rappellera qu'il est inutile voire dangereux de poursuivre le régime après la fécondation. En effet, à cette date et comme on dit vulgairement : alea jacta est... !

Le mauvais rhume
(mars 2020)

Les médecins libéraux les appellent des arrêts de maladie. Pour les médecins de la sécurité sociale, ce sont des arrêts de travail. Toute la différence est là. Chez les premiers, on estime que c'est la pathologie ou l'accident qui impose l'interruption d'activité. Chez les seconds, on considère trop souvent que le motif médical ne constitue qu'un prétexte pour tirer au flanc.

D'un côté, la compassion ; de l'autre la suspicion… D'une part, des jours de repos probablement nécessaires et, de l'autre, des indemnités journalières vraisemblablement indues… ! Certes, il y a parfois des abus comme de prendre quelques jours de repos afin de repeindre son logement, de multiplier les petits arrêts moins repérables que ceux qui s'étirent dans le temps, ou encore de modifier régulièrement la rubrique « diagnostic » pour tromper l'adversaire, souvent un employé administratif aux connaissances médicales restreintes. Mais très franchement, et toutes les études le démontrent, on se situe dans la dilution homéopathique.

Cependant, étant comme chacun sait, obsédée par les dépenses non médicamenteuses, l'assurance-maladie a mis, depuis des années, l'essentiel de son énergie dans la traque des affiliés supposés fainéants et la sanction des prescripteurs forcément complaisants. Pour cela, elle dispose aujourd'hui d'une armée de petits comptables, experts en calcul élémentaire, des véritables pros de l'addition, la seule opération arithmétique qu'ils aient besoin de savoir maîtriser.

En effet, ces génies du boulier additionnent tous les jours, pour chacun des médecins dont ils assurent la surveillance, les jours d'arrêts qu'ils ont prescrits. Et cela, évidemment, sans tenir le moindre compte du dossier médical ou du contexte socio-professionnel des patients concernés. En fin d'année, leur calculette leur imprime le total et les médecins qui dépassent la moyenne de leurs confrères sont convoqués à la CPAM pour rendre des comptes... avant de rendre des sous !

C'est ainsi qu'un jour de Février, je fus à mon tour convoqué par le Directeur de ma Caisse Primaire pour des prescriptions jugées excessives. J'avais bien peaufiné mon dossier. Je comptais expliquer que les trois-quarts de mes patients adultes exerçant une activité professionnelle, je prescrivais plus d'arrêts de maladie que si j'exerçais en maison de retraite ou dans un quartier défavorisé où le chômage avoisine les 50%... Je m'apprêtais aussi à lui suggérer de s'intéresser un peu aux spécialistes qui encaissent leurs honoraires et refilent la patate chaude aux généralistes pour rédiger, à leur place, les formulaires maudits. Comme ce patient, victime d'un accident de travail ayant entraîné une fracture multiple du bassin, qui allait tous les mois consulter son chirurgien en ambulance et m'appelait ensuite à son domicile simplement pour lui fournir le papelard ad hoc... que son as du bistouri ne voulait pas s'abaisser à lui remplir. De quoi plomber largement à la fois mes statistiques et mon moral de praticien...

Cependant, je n'eus pas l'occasion de développer mon argumentaire car, la veille de l'audience, je reçus un coup de fil d'une secrétaire qui m'annonça, sur un ton gêné, l'annulation de mon rendez-vous, le Directeur de la CPAM étant en arrêt de maladie d'une semaine pour un « mauvais rhume »... !

Il faut dire qu'à l'instar des cordonniers souvent les plus mal chaussés, ceux qui sont chargés de contrôler la validité des arrêts de travail sont aussi, d'après d'autres statisticiens, ceux qui en usent le plus. Et en outre, sans respecter forcément les durées qu'eux-mêmes préconisent. Ainsi pour un simple rhume, même « mauvais », ou pour une infection virale de saison, c'est maximum trois jours et non pas une semaine. D'ailleurs, lorsqu'un médecin remplit un formulaire d'arrêt de travail sur informatique, dès qu'il inscrit le nom de la maladie causale, le nombre de jours préconisé la Sécu s'incrémente directement dans la case « Durée ». Gare à celui qui viendrait à le modifier... sauf, évidemment, dans le sens d'un raccourcissement !

Dans le cas particulier, si ce directeur avait daigné me confier sa santé plutôt que sa comptabilité, j'aurais pu l'aider à éviter ce genre d'affection saisonnière avec un petit traitement préventif qui a largement fait ses preuves chez tous mes patients en âge de lire le Journal de Tintin (de 7 à 77 ans... et au-delà).

Je leur faisais prendre 10 jours par mois, de septembre à décembre, une gélule de probiotiques le matin que j'associais à une ampoule de soufre en oligosol les jours pairs et à une dose de manganèse-cuivre en oligosol les jours impairs.

J'y ajoutais une ampoule de vitamine D 100.000 unités en septembre, novembre, janvier et mars ainsi qu'un traitement préventif de la grippe par *Influenzinum* 9 CH, une dose hebdomadaire de novembre à fin avril.

Sans oublier en période épidémique, que les mouchoirs jetables sont, par définition, non réutilisables, que les rinçages de nez au sérum marin éliminent les microbes trouvant refuge au fond de nos choanes et que le lavage régulier des mains, éventuellement au SHA (soluté hydro-alcoolique), surtout avant de passer à table, reste la meilleure prévention des rhino-pharyngites.

J'ai ainsi obtenu des résultats remarquables chez mes patients en les empêchant d'attraper des « mauvais rhumes », et en leur évitant, par la même occasion, les exemptions scolaires chez les plus jeunes et les… arrêts de travail chez les autres.

Le canard et le poisson
(avril 2020)

Pour se former et s'informer, les médecins privilégient la lecture. Pas celle des mensuels « people » ou des magazines TV mais celle des médias spécialisés à parution le plus souvent hebdomadaire ou mensuelle. Ils y découvrent que le nouveau Levothyrox n'a aucune raison d'être plus mal supporté que l'ancien, y apprennent que les effets néfastes de la Depakine chez les femmes enceintes ne sont pas si graves que cela et s'y persuadent que l'aluminium de nos adjuvants n'est toxique que dans la tête des antivax.

Il faut savoir que toute la presse médicale professionnelle est soutenue financièrement par l'industrie pharmaceutique. Toute ? Non… car une poignée de publications intrépides résiste encore et toujours à l'envahisseur. La plus connue est, sans conteste, la revue « Prescrire », réputée comme lanceur d'alerte et pour ses analyses au vitriol des médicaments nouvellement autorisés à être mis sur le marché. Peu d'entre eux obtiennent l'appréciation « éventuellement utile », si convoitée, alors que la quasi-totalité subit la redoutable mention « n'apporte rien de nouveau », caricaturée sous la forme d'un petit bonhomme costumé en médecin de Molière jetant une gélule à la poubelle avec une mimique écœurée.

C'est dire si la parution, en avril 1984, d'un article dithyrambique dans le Rayon des Nouveautés de cette « Bible » vantant les potentialités extraordinaires d'un nouveau médicament psychotrope, bon pour tout, même sans diagnostic préalable et indemne d'effet secondaire indésirable, fut accueillie par toute la blogosphère médicale comme l'annonce du siècle. Big Pharma venait enfin de découvrir la panacée si longtemps espérée, à laquelle on donna d'ailleurs aussitôt et fort justement le nom commercial de Panaceum®.

Pourtant, de nombreux indices éparpillés entre les lignes auraient du mettre l'hameçon à l'oreille des lecteurs : un seul comprimé par boite, trois laboratoires nationalisés unis pour le produire, une expérimentation clinique en « triple aveugle » avec des Belges et des Suisses, et surtout une molécule de base, la psychotropine, que l'on extrait d'un poisson pêché exclusivement au tout début du mois d'Avril... !

L'appât était grossier, la ficelle énorme, mais nombreux furent ceux qui tombèrent dans le filet. Et dès le lendemain, la rédaction de « Prescrire » fut assaillie de demandes de précisions sur la posologie, le taux de remboursement ou la durée de traitement, émanant de médecins, de pharmaciens, de professeurs de thérapeutique, de centres antipoison, de journaux médicaux et autres laboratoires. Le directeur de la publication dut faire paraitre un démenti, assorti de ses plus plates excuses, avouant qu'il s'agissait du premier... et certainement du dernier Poisson d'Avril de cette revue, à l'accoutumée si sérieuse.

Si certains professionnels de santé se contentèrent d'en sourire, jurant mais un peu tard qu'on ne les y prendrait plus, d'autres prouvèrent qu'ils avaient définitivement enterré leur humour carabin en même temps que leur bréviaire de chansons paillardes dans les salles de garde de leurs années estudiantines. On vit ainsi des lecteurs résilier leur abonnement en représailles et au risque de mettre en danger l'indépendance financière de ce qui constituait, à l'époque, leur seule source honnête, objective et fiable de données pharmacologiques.

La morale de cette histoire parfaitement authentique révèle que même des prescripteurs bardés de diplômes peuvent parfois faire montre d'une absence totale de sens critique, que dis-je... d'une naïveté, d'une crédulité, voire d'une béatitude vis-à-vis des informations qu'ils reçoivent. Comme celles que leur distille l'industrie pharmaceutique à travers la presse médicale qu'elle soutient, les études scientifiques qu'elle finance, la pseudo-formation continue qu'elle alimente et le discours formaté de ses visiteurs médicaux. Et toutes ces infox finissent par corrompre la relation entre le thérapeute et son patient.

Alors comment reconnaitre le bon praticien ?

À ses lectures : un médecin consciencieux ne doit pas se limiter aux revues gorgées de publicités médicamenteuses, mais s'intéresser à celles qui traitent de recherche fondamentale ou d'études cliniques indépendantes et s'autofinancent par les abonnements de leurs lecteurs..

À sa formation continue : mieux vaut celui qui sacrifie de temps à autre une ou deux journées de consultations pour parfaire ses connaissances auprès d'un organisme agréé plutôt qu'un autre qui reçoit quotidiennement une armée de délégués de laboratoire aux bras chargés de cadeaux, dîne deux fois par semaine aux frais de la princesse dans les meilleurs restaurants de sa région ou participe épisodiquement à des congrès-séminaires de racolage sur des îles paradisiaques.

À ses prescriptions : méfiez-vous de celui qui ne pond que des ordonnances à rallonge, qui prescrit simultanément à tout le monde dans votre quartier le même produit en vogue, qui remplace inopinément votre thérapeutique préférée par le tout nouveau médicament super-efficace (mais cher) du gentil Laboratoire qui justement vient de sortir de son bureau. Préférez celui qui vous écoute d'abord, qui vous examine ensuite et qui ne sort, ou pas, son ordonnancier qu'en dernier.

À sa façon de pratiquer : fuyez le praticien qui ne jure que par le tout-puissant médicament, surtout le « tout nouveau, tout beau ». Rapprochez vous de celui qui témoigne d'une ouverture d'esprit, qui évoque avec vous d'autres médecines, qu'elles soient complémentaires, parallèles, alternatives, douces ou pas, mais par-dessus tout, naturelles.

Et surtout rappelez-vous que « tout ce qui est écrit n'est pas forcément vrai et tout ce qui est vrai n'est pas forcément écrit », mais que certaines publications font, plus que d'autres, l'effort de s'approcher de la Vérité.

Le malheur des uns...
(mai 2020)

... fait la fortune des autres, dit-on approximativement. Cet adage mériterait de figurer au fronton des usines pharmaceutiques. Nul ne contestera l'apport considérable de la recherche médicale et de son corollaire incontournable, la découverte médicamenteuse, en tout cas au siècle précédent. Mais ce n'est un secret pour personne : la philanthropie ne constitue pas la qualité première de Big Pharma. Ainsi, tout ne vise qu'à accroître le profit des grands groupes et les dividendes de leurs actionnaires.

Il y a quelques années encore, la phytothérapie était prise en charge par l'Assurance Maladie. Certes partiellement, cependant, avec le remboursement complémentaire des Mutuelles, cela permettait aux plus modestes d'accéder à cette thérapeutique souvent efficace et rarement toxique. Mais évidemment, ce que les patients investissaient dans les anxiolytiques à base de plantes, les tisanes somnifères ou les infusions digestives, ils ne le mettaient pas dans la poche des laboratoires allopathiques. On vit alors les industriels dégainer une nouvelle arme secrète portant l'énigmatique matricule SMR, acronyme de « Service Médical Rendu »... Des experts, aussi assermentés qu'asservis, apparurent pour décréter, au terme d'analyses confidentielles et de calculs incompréhensibles pour le commun des mortels, que, contrairement à ce que tout le monde pensait depuis des générations, la phytothérapie était en fait totalement inutile et ne méritait donc plus son remboursement.

Aussitôt, l'objectif prévisible et recherché se réalisa... La plupart des prescriptions se reportèrent sur des produits bien chimiques, aux effets secondaires parfois sévères, nécessitant à leur tour d'autres médicaments allopathiques pour les soulager, etc., pour la plus grande joie des financiers et des boursicoteurs.

Le SMR fut ressorti de son étui pour les toniques veineux dont la plupart se composaient d'extraits végétaux, comme l'intrait de marron d'Inde ou le Ginko Biloba. Leur déremboursement obligea des dizaines de milliers de patients à y renoncer. Dès la première année le nombre de phlébites explosa tout comme celui des embolies pulmonaires. On utilisa alors des bonbonnes d'héparine dont le moindre millilitre coûte pratiquement l'équivalent d'un mois de traitement par phlébotoniques. Pas étonnant que les comptes de la Sécu stagnent dans le rouge depuis des décennies !

Pour l'homéopathie, la méthode fut différente. On décida, en haut lieu, que cette médecine presque tri-séculaire, utilisée avec satisfaction par 70% de la population et représentant, dans nos dépenses de santé, l'équivalent d'une goutte d'eau dans une piscine olympique, devait désormais faire ses preuves selon la seule méthode validée, c'est-à-dire l'étude clinique randomisée en double aveugle contre placebo. Grosso modo, on prend deux groupes de malades répartis au hasard ; on donne le médicament testé aux uns et un leurre aux autres, personne ne sait qui prend quoi et, à la fin, on regarde qui a gagné. Sauf que l'homéopathie est une thérapeutique personnalisée, basée sur la recherche du similimum, à savoir la substance correspondant le mieux au profil du patient, le produit naturel capable de reproduire avant dilution les symptômes les plus semblables au tableau clinique présenté par celui-ci. Cela signifie que si deux personnes ont la même pathologie, ils auront des prescriptions différentes, adaptées à ce qu'on appelle leur « type sensible ». A partir de là, il paraissait évident que transposer à l'homéopathie le principe d'une étude clinique comparative relevait de l'utopie pseudo-scientifique. Les experts, les mêmes que précédemment ou leurs clones, le savaient pertinemment, tout comme les organismes officiels du genre HAS ou les services d'État. L'hypocrisie et le cynisme étant les deux mamelles de la politique, notre Ministre a pu décréter tranquillement le déremboursement en deux temps et trois mouvements de nos tubes, granules et autres globules bienaimés, sans même avoir besoin d'initier la moindre étude clinique. Et l'on a eu beau nous jurer que, même déremboursée, l'homéopathie continuerait à être accessible au public dans toutes les bonnes pharmacies, en six mois le laboratoire français Boiron, l'un des leaders mondiaux en la matière médicale, a déjà licencié plus de 600 personnes et fermé plusieurs de ses usines en France. Et qui se frotte les mains… ?

Et voilà qu'on nous refait le coup en pleine pandémie. Alors que les chiffres de la mortalité nationale et mondiale grimpent aussi rapidement que les relevés de température en période caniculaire, un scientifique Marseillais dont le look original n'est pas sans évoquer celui du professeur farfelu du film *Independance Day*, affirme haut et fort que l'hydroxychloroquine, découverte au 17ème siècle et commercialisée depuis près de 70 ans, aurait des vertus extraordinaires en réduisant très rapidement la charge virale chez la plupart des malades. Aussitôt, des experts, les mêmes que précédemment ou leurs clones, s'élèvent contre l'absence de méthodologie validée. Ces scientifiques reconnus, après avoir déclaré les masques inutiles pour le quidam quand on n'en avait pas et changé d'avis à la première livraison, après avoir affirmé que les tests de dépistage systématique n'avaient aucun intérêt mais décidé de les imposer dès lors que nous en disposions enfin, désignent désormais comme persona non grata celui qu'ils considéraient il y a peu, comme le meilleur d'entre eux. Au-delà des conflits d'ego, on peut s'étonner que ces experts aient exigé que, malgré l'urgence absolue de la situation, on s'offre le luxe d'une belle étude randomisée en double aveugle contre placebo au risque que les résultats n'en soient connus qu'une fois le Covid 19 ravalé au rang des mauvais souvenirs. Après tout, nous sommes en guerre et, comme disait ma grand-mère, « à la guerre comme à la guerre ! ». Mais le plus surprenant, c'est d'avoir initialement exclu de cette étude l'hydroxychloroquine alors que son utilisation se répand dans le monde à la vitesse d'une pandémie, que les témoignages d'efficacité affluent de partout et que les files d'attentes s'allongent devant la consultation du célèbre professeur expérimentateur. Heureusement, à la demande de l'OMS et en raison de la pression populaire, le produit banni a été ajouté en dernière minute à l'étude. Il est amusant de constater que si ce produit est facile à produire et par conséquent d'un prix plus qu'abordable, il n'en est pas de même des autres substances testées. En effet, les deux principales sont des antirétroviraux utilisés pour l'un sur Ebola et pour l'autre sur le VIH, et, nonobstant leur efficacité potentielle, leur coût est, pour le plus grand bien des fabricants, sans commune mesure avec celui des comprimés promus dans la cité phocéenne.

Il ne manquerait plus que ce médicament soit aussi efficace qu'on le prétend et tous ceux qui auront mis un frein à son utilisation en urgence auront des milliers de morts sur la conscience.

Qui s'y frotte, s'y pique !
(juin 2020)

On peut noter, dans les campagnes reculées, une certaine similitude entre le rôle du généraliste, affectueusement qualifié de médecin de famille, et celui du facteur, cet admirable préposé d'une administration que le monde entier nous envie, à savoir La Poste. En effet, tous deux font barrière à la distanciation sociale, assurent leur tournée qu'il vente ou qu'il neige, apportent les bonnes et les mauvaises nouvelles, effectuent les menues réparations du genre réglage des chaînes TV, aident au remplissage de formulaires souvent incompréhensibles pour le commun des mortels et ont l'obligation formelle, avant de repartir, de sacrifier au rite redoutable du verre de gnole artisanale à la santé de leurs hôtes.

Mais il existe un autre point commun dont on parle peu et qui pimente désagréablement leur exercice professionnel lorsqu'ils pénètrent dans une propriété : l'aversion indéniable qu'ils inspirent, l'un comme l'autre, à la plupart des chiens, que ceux-ci soient de garde ou simplement de compagnie. Bien sûr, avec le temps, l'animal s'habitue et finit par se familiariser avec l'intrus. Mais le premier contact se révèle parfois difficile et pour parer à toute attaque, j'avais établi un protocole de sécurité, fruit d'une longue observation et de quelques accidents du travail, non reconnus comme tels, à type de morsures plus ou moins profondes.

J'avais ainsi noté que la dangerosité de l'animal était, comme son immoralité, inversement proportionnelle à sa taille. Ainsi les grands fauves attaquaient de face alors que les petits roquets me laissaient sournoisement passer devant eux avant de me planter leurs petites canines aiguës dans le bien nommé talon d'Achille. Cependant, le plus blessant restait le comportement en général jubilatoire du propriétaire, lequel me gratifiait de façon aléatoire du rassurant « il n'a jamais mordu personne jusqu'à présent », du pervers « quand il aura fini de vous renifler, il vous fichera la paix », du complice « il est comme moi, il gueule beaucoup mais ne fait de mal à personne » ou encore du prévenant « surtout ne lui montrez pas que vous avez peur… ».

Par une belle journée ensoleillée du mois de juin, je me rendis pour la première fois au domicile d'un enfant fébrile et j'arrivai devant le portillon d'un charmant pavillon de banlieue comme il en existe des centaines à la périphérie de nos villes. Je m'infiltrai prudemment dans le jardin, adoptant spontanément ma position d'autodéfense favorite, genoux semi-fléchis et mallette tendue devant moi à bout de bras afin de protéger mes organes reproducteurs. La porte d'entrée s'ouvrit sur la propriétaire des lieux, accompagnée d'un canidé de belle taille, modèle apparemment hybride d'une marque indéterminée, qui se mit à me flairer l'intimité, histoire de vérifier que je n'y cachais pas d'arme. Je contournai la bête en empiétant largement sur le gazon tout en évitant habilement de lui tourner le dos, tandis que sa maîtresse, sarcastique, me lançait « il ne doit plus avoir faim, il vient de finir sa gamelle ».

Et c'est alors que l'attaque se produisit… Précisément là où je ne l'attendais pas ! Non pas de la part du chien qui commençait manifestement à m'adopter, mais d'un insecte volant, très vraisemblablement un hyménoptère du genre

Vespula plus communément appelé guêpe, qui avait lâchement profité que toute mon attention soit portée sur le gardien des lieux pour pénétrer par le bas de mon pantalon. Le chatouillement de ses ailes m'indiqua qu'elle cherchait à sortir de la situation par le haut, comme disent les syndicalistes. Ayant été définitivement marqué, à l'âge de cinq ans, par un séjour en soins intensifs après avoir malencontreusement tenté de récupérer mon ballon dans un nid de ces porteuses de dards, je sentis mon angoisse monter en même temps que la piqueuse le long de ma jambe. J'ouvris alors ma ceinture et, devant le regard stupéfait de la dame, je descendis mon pantalon sur les genoux au moment précis où je ressentis une douleur cuisante à la face interne de ma cuisse. Délivrée... Libérée... La guêpe s'envola dans un vrombissement irrité, ce qui rendit immédiatement mon comportement beaucoup plus cohérent pour la maîtresse de maison que mon vain bafouillage explicatif. Pour une fois, devant l'intensification rapide du gonflement et de la rougeur, je décidai de m'appliquer les premiers soins à moi-même avant d'aller les donner à l'enfant malade...

Que faire en cas de piqûre de guêpe ? En préambule, je tiens à préciser que les méthodes naturelles que je cite ici ne s'adressent pas aux personnes identifiées comme allergiques pour lesquelles la corticothérapie et parfois même l'adrénaline s'imposent et nécessitent d'en avoir toujours chez soi et sur soi. J'ajoute que la désensibilisation donne souvent d'excellents résultats par la diminution, voire la suppression, des réactions d'hypersensibilité, bien qu'il puisse s'avérer parfois préférable de la pratiquer en milieu hospitalier.

En priorité, on détruira le venin par la chaleur en approchant le bout incandescent d'une cigarette, d'un allume-cigare ou la flamme d'un briquet suffisamment près, sans se brûler, pendant quelques secondes. Dès que possible, on appliquera du vinaigre pur, pour son acidité neutralisante, en arrosant largement une compresse ou un essuie-tout. Si on dispose d'un oignon, on bénéficiera de son effet anti-inflammatoire en frottant légèrement une tranche sur la zone de piqure.

Passées les premières minutes, on n'oubliera pas de désinfecter la blessure avec du savon de Marseille et de l'eau tiède sur un coton propre, car on ignore où l'insecte a laissé trainer son dard. Pour la douleur, on pensera à la lavande, idéalement en huile essentielle ou, à défaut, avec de l'eau de Cologne parfumée par cette fleur qui, en plus, a un effet désinfectant. Enfin, si on a la chance de disposer encore de quelques médicaments homéopathiques à la maison, on fera appel à *Apis Mellifica* 5 CH, 4 granules tous les ¼ d'heure puis toutes les heures jusqu'à nette amélioration de la douleur et de l'inflammation. On pourra y associer, si l'intensité des symptômes le nécessite, *Ledum Palustre* 5 CH, 4 grains toutes les heures.

Quant aux morsures de chien, elles imposent la plupart du temps une double consultation : celle de la victime auprès d'un médecin qui évaluera la gravité des lésions et celle de l'animal par un vétérinaire qui établira un bilan comportemental et vérifiera la vaccination antirabique, même si l'on considère le risque de rage comme écarté dans notre pays depuis 2001. En attendant, on conseillera un bon nettoyage de la plaie à l'eau tiède et au savon avant d'emballer dans une compresse imbibée d'un liquide désinfectant.

Un cœur de sportif
(juillet 2020)

Dans le hit-parade des tâches administratives plombant l'exercice médical figure en bonne place le certificat. Il nous a été imposé, il y a déjà longtemps, par des technocrates dotés, une fois n'est pas coutume, d'une imagination débordante. En effet, l'attestation du médecin trouve sa place à peu près dans toutes les situations de la vie courante, même les plus improbables. Entre le certificat de naissance et le certificat de décès qui bornent l'existence humaine, se succèdent ainsi les certificats de vaccination, d'admission en crèche, d'éviction scolaire, de bonne santé, de maladie, de non-contagiosité, d'arrêt de travail, de reprise du travail, d'aptitude, d'inaptitude, et tant d'autres à l'utilité parfois douteuse.

Heureusement, certains de ces « certifalacons », comme nous les surnommons affectueusement entre médecins, ont été jugés superflus et furent finalement sacrifiés sur l'autel du pragmatisme sanitaire. Ce fut le cas notamment du certificat prénuptial devenu obsolète car trop souvent précédé d'un ou plusieurs certificats de grossesse… De même le certificat d'aptitude aux activités physiques, exigé annuellement pour des jeunes en bonne santé avant de leur octroyer une licence ou un droit d'accès aux clubs périscolaires, a longtemps été considéré, par les médecins, sans autre intérêt que de faire rimer « rentrée scolaire » avec « manne financière ». D'autant que les visites se passaient le plus souvent le soir, pendant l'entrainement, dans des vestiaires surchauffés, avec des sportifs en sueur, temporairement tachycardes et passagèrement hypertendus. Heureusement, l'espacement récent à un intervalle de trois ans entre ces contrôles obligatoires nous a enlevé un sacré crampon du pied.

Par contre, s'il en est un dont l'utilité ne peut être contestée, c'est le certificat de non contre-indication aux activités physiques à partir d'un certain âge, surtout en cas de reprise sportive. La fréquence des accidents cardiaques et autres a incité progressivement toutes les fédérations sportives ou de loisirs à exiger le sésame médical avant d'accepter l'inscription des seniors. Y compris lorsque la pratique n'entraine pas particulièrement de transpiration ou d'essoufflement comme la pétanque ou le bridge en compétition.

C'est ainsi qu'un jour je vis arriver à mon cabinet un retraité de 68 ans, inconnu au bataillon de mes patients, venu me consulter en tant que médecin du sport. Ce brave monsieur ne voyait de médecin qu'à chaque Saint Glinglin, mais, ayant décidé de prendre une licence à la Fédération Française de Billard, on l'avait contraint à venir quérir l'indispensable passeport. Je me demandai in petto à quels risques était susceptible de l'exposer cette activité de prime abord dénuée de tout danger, à part évidemment de blesser un spectateur d'un coup de queue inconsidéré ou par la projection malencontreuse d'une boule.

Perdu dans mes pensées, je lui passai machinalement le brassard du tensiomètre, car, quelles que soient les circonstances de l'examen, la prise de tension a toujours représenté aux yeux des patients, le service minimum rendu par le médecin. C'est alors qu'une anomalie transmise à mes oreilles par les embouts de mon stéthoscope me ramena brutalement à la réalité.

Si la tension semblait normale, le rythme cardiaque m'apparut instantanément très lent. À peine 36 pulsations à la minute... Je m'empressai d'en faire la remarque au billardiste. Il me répondit, sur le ton de la rigolade, qu'il le savait déjà et qu'on l'avait même souvent félicité d'avoir un cœur de sportif. Il me cita d'autres exemples célèbres, comme par hasard des cyclistes professionnels, dont le palpitant battait au même rythme que le sien. Je lui demandai s'il avait fait beaucoup de sport dans sa vie. Il me rétorqua qu'en dehors du billard pratiqué de façon assez intensive depuis quelques années, il n'avait jamais fait partie des forcenés de l'effort physique. Du coup, cette bradycardie, comme disent entre eux les scientifiques, mit tous mes sens en alerte. Le sourire de mon visiteur s'effaça en même temps que le mien et son inquiétude grandit quand je lui proposai de s'allonger pour un électrocardiogramme.

Cet examen me confirma rapidement ce que je craignais. J'étais en présence d'un bloc auriculo-ventriculaire complet, c'est-à-dire d'une interruption de l'onde électrique entre les oreillettes et les ventricules. Ceux-ci n'étant plus entraînés, battent spontanément à un rythme régulier de 35 par minute avec un risque majeur d'arrêt cardiaque pouvant survenir à tout moment. J'appelai le SAMU en tentant de rassurer le patient qui, bien sûr, n'avait pas prévu un tel contretemps. Peu après, un pacemaker permit d'éloigner tout risque fâcheux et l'opéré revint pour l'ablation des fils. Pas rancunier, il me remercia de l'avoir fait passer en urgence sur le... billard avant même de le déclarer apte.

Cette anecdote, parfaitement authentique, illustre de façon caricaturale l'intérêt médical à effectuer une visite préalable à pratique sportive ou à la reprise d'activité.

Lorsque celle-ci est encadrée, le club ou l'association l'exige sous peine de refuser l'adhésion afin de ne pas engager sa responsabilité personnelle en cas de pépin. Les textes fixent la périodicité et le contenu de la consultation médicale, avec ou sans électrocardiogramme, en fonction de l'âge, des antécédents, des pathologies associées et du type d'activité effectuée. On conseillera dans certains cas de réaliser une épreuve d'effort lors d'une reprise après une longue interruption et systématiquement tous les 3 ans en cas d'affection chronique cardiaque ou métabolique comme le diabète ou l'hypercholestérolémie. Ce test pourra se faire sur vélo ou tapis roulant selon la préférence de chacun.

Mais là ou le risque est réel, c'est dans le cas d'une pratique individuelle sans encadrement. Cela concerne essentiellement le cyclotourisme, incluant le vélo d'appartement, la natation et le jogging. Ces activités, tout-à-fait bénéfiques en elles-mêmes, doivent cependant être pratiquées avec prudence, sur des périodes maximales de 30 minutes par jour, ou bien 1 heure tous les deux jours ou encore 1H30 deux fois par semaine, sans dépasser sa propre fréquence cardiaque maximale. Celle-ci se calcule très simplement par la méthode dite d'Astrand en retranchant son âge à 220. Par exemple à 67 ans, on restera en deçà de 153 pulsations par minute et on fera une pause en cas de dépassement de cette limite.

Et n'oubliez pas que s'il faut faire du sport pour être en forme et le rester, il faut être en forme pour faire du sport… sans y rester.

Quand les masques tomberont…
(août 2020)

Incroyable ! En l'an 2005 après JC, l'homo sapiens savait déjà anticiper les pandémies. A cette époque, si proche et pourtant si lointaine, on était capable d'organiser des campagnes de prévention, d'expliquer les gestes barrière dans des formations grand public, de stocker des centaines de millions de masques et même d'harmoniser au niveau mondial la recherche d'un antiviral efficace. Je devine votre stupéfaction à la lecture de ces lignes mais je vous confirme la véracité de mes propos. Je le sais, j'y ai participé en tant que médecin formateur. Il aura suffi que sur le continent asiatique soit découvert un virus aviaire portant le beau nom de H5N1, pour que l'OMS, inquiet d'une hypothétique contamination humaine, déclenche l'alarme internationale. On craignait alors une pandémie si effroyable qu'elle reléguerait la grippe espagnole et ses 50 millions de morts au rang de simple infection saisonnière. Je me rappelle avoir sillonné les routes de mon département pour délivrer aux professionnels de santé libéraux à la fois des masques et la bonne parole. Nous étions prêts… et nous n'avons pas eu de pandémie.

Cinq ans plus tard, rebelote. Cette fois l'agresseur potentiel s'immatricule H1N1 et provoque la grippe A de sinistre mémoire. Aux commandes du Ministère de la Santé, une certaine Madame Bachelot, ancienne pharmacienne et présentement membre du gouvernement Fillon. Notre

Roselyne nationale avait probablement été marquée par les scandales sanitaires ayant accablé ses prédécesseurs, en particulier le drame de l'hormone de croissance et l'affaire du sang contaminé, à l'origine respectivement de la maladie de Creutzfeldt-Jakob d'une part, et du syndrome d'immunodépression ou d'hépatites virales, d'autre part. Bien qu'on nous ait expliqué à cette occasion qu'un ministre pouvait éventuellement être responsable mais jamais coupable, les parapluies s'ouvrirent rapidement du côté de l'avenue Duquesne. Ainsi le stock de masques disponibles fut porté à 1 milliard et 700 millions, auxquels s'ajoutèrent des hectolitres de soluté hydroalcoolique et pas moins de 95 millions de doses de vaccin antigrippal. Le tout pour une somme indéterminée mais oscillant probablement entre un et deux milliards d'euros. Devant ces chiffres astronomiques, les critiques ne furent pas longues à s'abattre, tel un orage de grêle, sur notre brave Ministre qui avait eu bien raison d'ouvrir très tôt son parapluie. Il faut bien reconnaitre que commander presque deux fois plus de vaccins qu'il n'y a d'habitants dans notre beau pays, alors qu'une seule dose suffisait à prévenir la virose, fut difficile à avaler pour le microcosme politique d'opposition qui n'eut pas de mot assez dur pour vilipender la gabegie du pouvoir en place et exiger une commission d'enquête. Roselyne parvint in extremis à décommander cinquante millions d'unités vaccinales faisant économiser 350 millions d'euros aux contribuables français. Il en resta bien assez puisque seulement un peu plus de 5 millions de compatriotes acceptèrent l'injection protectrice. Il faut souligner que si Madame Bachelot a su faire preuve d'anticipation dans l'éventualité d'une pandémie, elle a commis une énorme bévue en imposant des vaccins avec adjuvants à la majorité des citoyens et en réservant quelques milliers de doses non adjuvées pour les enfants et les femmes enceintes. La psychose provoquée par cette ségrégation fut amplifiée par les rumeurs, probablement fondées, de complications à type de syndrome de Guillain-Barré. Et le pompon fut arraché par Roselyne le jour où, pour rassurer les angoissés, elle se fit injecter le vaccin incriminé devant les caméras et les appareils photographiques dont les gros plans révélèrent qu'il s'agissait, en fait, d'une dose sans adjuvant. Le traumatisme psychologique agit encore aujourd'hui. Quoiqu'il en soit, nous étions prêts… et nous n'avons pas eu de pandémie.

Jamais deux sans trois, dit un proverbe. Ainsi après janvier 2005, puis janvier 2010, il y eut janvier 2020. Mais cette fois, nous avons eu la pandémie… et nous n'étions pas prêts ! Voilà un exemple des effets calamiteux de certaines querelles politiciennes. En effet, les mêmes qui avaient déploré l'ampleur de nos réserves en masques, les ont laissées se dégrader délibérément sans jamais les renouveler ou les reconstituer. Simplement parce qu'il s'agissait d'une décision émanant d'un adversaire politique. Encore une belle ânerie justifiant le A de l'ENA, cette Ecole Nationale dont sont issus la plupart de nos plus éminents technocrates. De près de 2 milliards de masques, nous sommes tombés à peine à une centaine de millions d'exemplaires. Certaines usines françaises, spécialisées dans la fabrication de ces produits d'hygiène et de protection sanitaire, faute de demande nationale, ont dû fermer leurs portes et licencier leurs salariés. Les commandes ont été effectuées avec un retard scandaleux auprès du seul fournisseur mondial, la Chine, qui en a profité pour jouer la surenchère et le détournement des produits. Tout cela au préjudice principalement de nos professionnels de santé libéraux lesquels, pendant trois mois, ont travaillé sans la moindre protection, y laissant souvent leur santé et parfois leur vie. Les hôpitaux, qui se sont vus amputés de 17.000 lits au cours des dix dernières années, ont été rapidement débordés et leurs personnels soignants épuisés. Les experts se sont livrés publiquement à un combat d'égos surdimensionnés, se balançant dans la figure, comme des tomates pourries, leurs conflits d'intérêts et leurs contrats démesurément juteux avec les firmes pharmaceutiques.

Mais les conséquences les plus dramatiques sont à venir. Elles porteront sur les aspects socio-économiques en lien avec le confinement. Certains ont perdu leur emploi, d'autres se sont précarisés. Or, il est clair que c'est le manque de masques et de tests de dépistage qui a imposé le confinement, comme il est évident que c'est leur arrivée en nombre suffisant qui a permis le déconfinement. Cela implique que les responsables de la fonte des stocks de masques constitués en 2010 sont aujourd'hui les principaux coupables des dégâts de la pandémie à Coronavirus.

L'Ordre complice
(septembre 2020)

L'inscription à l'Ordre des Médecins et le règlement de la cotisation annuelle constituent le passage obligé de tout médecin souhaitant exercer en France. Cette institution a été créé en 1940 par le régime collaborationniste de Vichy avec, comme mission principale, la traque des médecins juifs et la dénonciation des résistants. Il s'acquit de sa tâche, plus ou moins bien selon les historiens, jusqu'à la réussite du débarquement allié en Normandie qui amena son président de l'époque à adresser, en juillet 1944, un télégramme à tous les médecins de notre pays pour leur rappeler, enfin, le caractère absolu du secret médical.

Évidemment, ce premier Ordre, complice de l'occupant nazi, a été supprimé à la Libération et remplacé par son homonyme avec une magnifique devise : « être au service des médecins dans l'intérêt des patients ». Pourtant, chassez le naturel et vous le verrez revenir au galop… Si les Juifs n'ont heureusement plus rien à craindre de lui, cet organisme se montre toujours particulièrement zélé à l'égard du pouvoir en place, quelle que soit d'ailleurs sa couleur politique. Peut-être parce que son existence se voit remettre en cause quasiment à chaque élection présidentielle. Le candidat Mitterrand n'avait-il pas prévu la suppression de l'Ordre des Médecins comme 85ème proposition de son programme ? Il en abandonna l'idée après sa victoire, mais nos représentants ont senti passer si fort le vent du boulet que leur obédience s'en trouva décuplée au point de se transformer, à l'encontre de leurs adhérents, en exécuteurs des hautes œuvres gouvernementales.

Pour ne prendre que les plus récents exemples, je citerai d'abord l'affaire des vaccins obligatoires. Pour appuyer la décision ministérielle, prise dans des conditions contestables et rocambolesques, qui imposait par la Loi à tous les bébés français de recevoir, dans leurs deux premières années de vie, plus d'une dizaine de vaccins, pour la plupart en 2 ou 3 injections, alors qu'il n'existe dans le monde aucune sentence équivalente, l'Ordre s'est empressé de diffuser à l'ensemble du corps médical une circulaire rappelant que tout médecin qui refuserait d'administrer un seul vaccin obligatoire serait immédiatement radié. Une telle sanction signifie l'impossibilité d'exercer cette profession non seulement en France, mais aussi en Europe et dans la majorité des pays occidentaux.

Quelque mois plus tard, la même Ministre pour satisfaire la même industrie pharmaceutique avec laquelle elle a collaboré de longues et nombreuses années, a décrété le déremboursement de l'homéopathie. Aussitôt l'Ordre des Médecins a contraint tous les homéopathes, dont il avait pourtant cautionné les diplômes depuis plus d'un demi-siècle, à faire instantanément disparaître de leurs plaques professionnelles et de leurs ordonnances toute mention relative à cette spécificité.

Comble de la honte, la Cour des Comptes a publié, à la fin de l'année 2019, un rapport dans lequel elle fustigeait l'honorable Institution à peu près dans tous ses domaines d'intervention : indemnités disproportionnées, dépassement exagéré de devis pour des travaux d'aménagement, détournement de matériel informatique, favoritisme familial, …

Mais pour moi, le plus choquant reste la discipline à géométrie variable ! Comment cet organisme, certes privé mais chargé d'une mission publique, peut-il continuer, et de plus belle au cours des dernières années, à faire preuve d'un corporatisme révolu et d'un inacceptable protectionnisme envers ses amis et ses membres élus. Je peux en attester pour le vivre actuellement dans le cadre de deux dossiers que j'ai eu à défendre en tant qu'expert en droit médical et spécialiste en réparation juridique du dommage corporel. Deux dossiers, apparemment incroyables mais parfaitement authentiques, sont en cours d'instruction tant sur le plan disciplinaire que pénal et seront certainement rendus publics dans les prochaines semaines.

Le premier concerne une enfant âgée d'à peine 3 ans à la date des faits. Ses parents vivent séparés et distants de plus de 400 kms. Le père en a la garde principale mais la petite séjourne le plus souvent chez son grand-père paternel, un alcoolique notoire qui oblige toutes les nuits la gamine à coucher avec lui au prétexte qu'il ne possède qu'un seul lit. Le papy amène un soir sa petite-fille chez son généraliste en raison d'une sévère irritation des parties génitales pour laquelle il souhaite une crème susceptible d'effacer rapidement tout stigmate. Le médecin consulté, sans aller plus loin, préconise l'application de Cetavlon® en pommade, en se gardant bien de rédiger une ordonnance synonyme de trace écrite. Cette pommade très efficace mais hautement cancérigène sur des muqueuses infantiles sera appliquée pendant 3 ans jusqu'à ce que la mère en obtienne l'interdiction d'utilisation. Celle-ci a porté plainte contre le médecin fautif qui, malgré les preuves écrasantes et ses aveux tardifs, a été totalement blanchi par ses Pairs en première instance. Coïncidence ? Il est Membre Titulaire d'une chambre disciplinaire régionale.

La seconde affaire concerne cette fois une nonagénaire en fin de vie, résidant en EHPAD et ayant vécu un véritable calvaire de cinq longues semaines. En effet, le médecin coordonnateur de l'établissement et le médecin traitant de la patiente ont, pour des raisons idéologiques, refusé l'intervention, au chevet de l'agonisante, des spécialistes en soins palliatifs, tout en maintenant délibérément les antalgiques à des posologies minimalistes et manifestement inefficaces. J'ai rédigé un rapport accablant d'une soixantaine de pages, parfaitement étayé par de nombreuses preuves officielles et irréfutables. Je l'ai soumis au conseil national de l'Ordre, lequel n'y a donné aucune suite et a même incité les deux médecins coupables à porter plainte contre moi pour « manque de confraternité » parce que j'avais osé les dénoncer... Nouvelle coïncidence ? Les deux médecins sont Membres Titulaires du conseil ordinal de leur département et responsables régionaux du premier syndicat médical français.

Je risque la radiation, mais finalement je m'en tire bien. Il n'y a pas si longtemps, l'Ordre faisait fusiller les médecins entrés en Résistance...

La course à l'échalote
(octobre 2020)

À l'époque de mon installation, la première et la seule de ma carrière de médecin de campagne, à la fin des années 70, les jeunes émoulus de la Faculté appréhendaient le fameux syndrome de la page blanche. Pas celle de la copie d'examen puisque cette étape était définitivement franchie. Ni celle de notre ordonnancier car on nous avait inculqué les noms de centaines de médicaments susceptibles, à défaut de guérir, au moins de soulager les tourments quotidiens de nos concitoyens.

En fait, nous craignions la page blanche dans notre livre comptable, uniquement d'ailleurs dans la colonne des recettes car celle des dépenses avait déjà commencé à se remplir depuis belle lurette, grâce aux cotisations versées, obligatoirement et préalablement à toute activité, aux organismes satellites comme l'Ordre des médecins, l'URSSAF ou la CARMF, notre bienaimée caisse de retraite. Certains d'entre nous devaient souscrire un prêt bancaire simplement pour rembourser les participations, charges et autres taxes grevant dès le premier jour leur exercice libéral, dans l'attente d'hypothétiques patients, qui appartiendraient forcément, soit à la catégorie des dissidents d'autres patientèles, soit à celle des aventuriers. Un grand nombre préférait s'engager dans le salariat pour se libérer de toutes ces contingences matérielles, ou parfois continuer leur activité de remplaçant plusieurs années supplémentaires. Mais la plupart cherchaient à reprendre la clientèle d'un médecin partant en retraite. A cette époque, les cabinets changeaient de main pour la valeur d'un demi-chiffre d'affaire annuel, voire plus si affinité. Cela restait cependant, pour le jeune installé, une opération rentable à condition qu'il se soit assuré par quelques périodes préparatoires de substitution qu'il aurait la confiance de cette patientèle acquise à un tarif élevé.

Pour ma part, après avoir passé quelques semaines à éplucher les petites annonces de la presse médicale nationale, je décidai de jeter mon dévolu sur une bourgade du Tarn dont l'unique généraliste s'apprêtait à prendre une retraite qualifiée communément de méritée. Nous nous étions mis d'accord sur les modalités pratiques et j'étais sur le point de faire le voyage à la découverte de mon nouveau territoire lorsque je découvris que le nom complet de cette localité se terminait par « Les Mines », et que lesdites mines venaient d'être définitivement fermées. Mon implantation dans cette région, désormais en voie de désertification, risquait de miner mon exercice et de creuser de profondes galeries dans mes modestes finances.

Contraint de renoncer, je sombrais alors dans une période de grande solitude morale lorsque j'appris, par le plus grand des hasards, que dans un village situé dans ma Moselle d'adoption, à quelques encablures de mon domicile, un médecin venait de quitter brutalement son cabinet pour des raisons personnelles. La place se trouvait libre et offerte gratuitement au plus rapide. Ce fut la course à l'échalote entre plusieurs jeunes candidats dont moi-même. Le jour même, je faisais le siège de la Sécurité Sociale pour obtenir un numéro d'immatriculation en urgence. J'étais déjà inscrit à l'Ordre des Médecins pour mon activité de remplaçant et je contactai mon assurance civile professionnelle pour adapter mon contrat. Je me fabriquai un tampon destiné à créer manuellement mes premières ordonnances et j'achetai le matériel de base indispensable, pendant que mon épouse rafraichissait les locaux du sol au plafond. Pour une bouchée de pain, je fis l'acquisition chez Emmaüs d'un bureau, deux armoires et du mobilier pour ma salle d'attente. Trois jours plus tard, précisément le mercredi 15 octobre 1979 vers 9H00, j'étais en train d'accrocher sur la façade, en guise de plaque, une feuille de bristol plastifié indiquant mes nom, prénom et horaires de consultation quand mon tout premier patient se présenta à mon cabinet. Une quinzaine lui succédèrent tout au long de la journée et ce chiffre augmenta les jours suivants, témoignant que le bouche-à-oreille m'était plutôt favorable. En réglant toutes les formalités d'installation en moins d'une semaine, je venais de remporter haut la main une compétition acharnée quoique confraternelle comme on n'en verra plus dans le futur.

En effet, au début de l'année 2014, au terme de trente cinq ans d'un exercice absolument passionnant, j'ai pris la décision de cesser mon activité libérale afin de me consacrer, d'une part, à la fonction salariée de médecin coordonnateur dans plusieurs EHPAD de ma région, et, d'autre part, à ce que j'appelle du tourisme médical, au bon sens du terme, consistant à parcourir la France métropolitaine et ultramarine, tous frais payés, afin de partager mon expérience et mes connaissances avec d'autres professionnels de santé, dans des hôpitaux ou des établissements médico-sociaux et dans le cadre de leur formation continue. A cette date, cela faisait déjà longtemps que les clientèles étaient devenues invendables et les repreneurs introuvables. Soucieux, comme tous mes confrères à l'aube de leur retraite, de ne pas abandonner sans successeur les fidèles patients qui m'avaient accordé leur confiance souvent sur plusieurs générations, j'effectuai exactement l'inverse de ce que j'avais pratiqué lors de mon installation. Je fis, à mon tour, passer des annonces dans la presse médicale quotidienne et hebdomadaire. J'offrais gracieusement ma clientèle ainsi que la totalité de mon mobilier et de mon matériel en grande partie récent et en tout cas non obsolète.

C'est une litote de dire que ce ne fut pas la course à l'échalote. A mon immense surprise, il m'aura fallu attendre presqu'un an avant de pouvoir céder mon cabinet. Certes, plusieurs candidats se sont manifestés, mais l'amplitude horaire de ma disponibilité et le nombre hebdomadaire de mes actes les ont fait renoncer. Impossible pour eux d'être encore au travail après 17H00, de bosser le Samedi ou pire, de faire des gardes de nuit… Finalement, ce sont deux jeunes médecins, sans aucun lien entre eux, qui se partagent ma patientèle, en alternant une semaine intense de consultation et une semaine de récupération. A l'un les semaines paires, à l'autre les semaines impaires.

Mes anciens patients, au début décontenancés, ont bien compris qu'il valait mieux un mauvais arrangement qu'un cabinet fermé, comme ce sera malheureusement de plus en plus souvent le cas dans les années à venir…

Les casseroles de l'alu
(novembre 2020)

Le coronavirus vient de faire encore une nouvelle victime. Une de plus, me direz-vous, parmi tant d'autres. Rien d'extraordinaire jusque-là. Sauf que celle-ci sort du lot par son originalité. Je ne fais pas allusion à l'excentricité de ce ministre anglais qui s'est moqué ouvertement de la Covid avant de tomber malade à son tour. Ni à l'arrogance du président américain qui a outrancièrement minimisé la pandémie avant d'y succomber lui-même. Je fais en réalité référence à l'un des cobayes humains qui testent actuellement les multiples candidats-vaccins. Car la ruée vers l'or est lancée depuis belle lurette. Les inscriptions des labos à « Qui veut gagner des milliards » sont closes. Le premier qui franchira le poteau d'arrivée remportera le gros lot. Son antériorité lui assurera l'hégémonie commerciale pendant quelque temps. Alors, tous les coups sont permis, en commençant par brûler les étapes, au risque de mettre en danger les testeurs d'abord et les patients par la suite.

De source sûre, comme disent les journalistes, ce serait un dommage collatéral de la vaccination, imprévisible et mortel, qui aurait touché un participant à une étude au Royaume-Uni. Selon le communiqué de presse, il s'agirait d'une « mauvaise réaction ». Voilà un euphémisme couramment utilisé par les firmes pharmaceutiques. Un pur produit de la langue de bois qui sert de langage international aux fabricants de vaccins. En fait, cette expression pudique désignerait en réalité un « effet indésirable grave ».

Une conséquence suffisamment sévère pour imposer que l'on stoppât immédiatement le programme jusqu'à ce qu'un comité indépendant ait évalué la dangerosité de l'incident.

Pour rassurer les millions de futurs bénéficiaires de ce vaccin encore expérimental, la direction du laboratoire AZ a tenu à faire passer le commentaire suivant : « Il s'agit d'un contrôle de routine qui doit se produire chaque fois qu'il existe une affection potentiellement inexpliquée dans l'un des essais, afin de garantir le maintien de l'intégrité de nos essais ». On ne pourra pas reprocher au groupe pharmaceutique cette transparence plutôt inhabituelle dans la profession. On aurait presque fini par croire à une forme d'empathie de la part des responsables de la firme. Jusqu'à ce que nous soyons détrompés par l'un des expérimentateurs qui tenta maladroitement de tranquilliser les gens en déclarant : « C'est extrêmement courant. Il y a presque toujours quelqu'un qui meurt ou qui a un accident vasculaire cérébral pendant un essai clinique. » Nous voilà donc réconfortés sur le plan statistique. Un cobaye humain peut parfaitement mourir en scène, comme Molière, sans qu'il puisse être établi de lien de causalité directe avec le vaccin. Tout cela est parfaitement normal et ne doit en rien modifier la procédure de mise sur le marché.

Il est malgré tout surprenant, à notre époque, de voir se produire un problème d'une telle gravité en phase 3 d'un essai thérapeutique. On aurait pu imaginer que les deux étapes précédentes, chimique et biologique, étaient désormais suffisamment maîtrisées par des scientifiques aguerris pour anticiper et prévenir la survenue d'éventuels évènements indésirables aussi délétères. Un peu comme si, aujourd'hui, un avion nouvellement construit se révélait incapable de quitter la piste de décollage lors de son vol inaugural. Décidément, les équipes de recherche ont du mal à transformer leurs essais cliniques. La célèbre phrase attribuée au Général De Gaulle reste d'actualité dans l'expérimentation médicale : « Des chercheurs, j'en trouve. Des trouveurs, j'en cherche ».

On peut surtout se demander comment un simple vaccin peut provoquer de tels dégâts. Après tout, le principe est remarquablement simple, voire simpliste. On inocule à un individu sain un microbe atténué, fragmenté, inactivé voire carrément mort, pour faire réagir positivement son corps et l'amener à mieux se défendre une fois confronté aux symptômes de la maladie. De prime abord, on ne voit pas en quoi cela poserait problème. D'autant que ce principe en rappelle un autre, assez semblable, inventé à peu près à l'époque des premières vaccinations, par un certain Hahnemann. Une médecine longtemps parallèle dont on vient de nous expliquer qu'elle était devenue perpendiculaire. Une thérapeutique tellement douce qu'elle ne pouvait être qu'inefficace et donc charlatanesque : l'homéopathie. Avec la complicité de l'HAS et du Ministère de la santé, Big Pharma a finalement réussi à se débarrasser d'un concurrent redoutable car très apprécié par les malades en raison de ses bons résultats et surtout de son innocuité.

Alors comment comprendre qu'un produit naturel, comme un vaccin, administré en en doses infimes à un individu sain, puisse entrainer des conséquences aussi délétères. Justement, parce qu'il n'est pas naturel ! S'il l'était, il ne serait pas plus toxique que les petits granules vendus en tubes. D'ailleurs les doses d'*Influenzinum* en 9 CH, préviennent aussi efficacement la grippe saisonnière que le vaccin antigrippal, sans le moindre effet secondaire. En fait le problème des vaccins, c'est leur inefficacité spontanée. Si l'on se contentait d'injecter des parcelles de virus, les taux d'anticorps obtenus seraient le plus souvent insuffisants. Surtout que les microbes possèdent une arme redoutable. Ils sont capables de se transformer ! De porter, eux aussi, un genre de masque pour ne pas être reconnus par le système immunitaire. Alors, pour remédier à ce problème, pour booster les choses, on ajoute un adjuvant. Presque systématiquement… Un métal lourd si irritant, si agressif, qu'il fait exploser la fabrication des immunoglobulines et améliore l'efficience vaccinale.

Cependant, cette technique comporte deux inconvénients majeurs : d'une part, à force de stimuler nos défenses, elles finissent par s'attaquer à tout ce qui passe à portée de tir, y compris à nos propres organes ; on appelle cela des maladies auto-immunes comme la sclérose en plaques ou la thyroïdite, dont la fréquence augmente de façon exponentielle. Et, d'autre part, les métaux lourds se déposent dans le système nerveux provoquant des pathologies neuro-dégénératives telles que la maladie d'Alzheimer ou les démences apparentées. Ainsi, pour épargner des vies, on en sacrifie d'autres. Ceux qui, comme moi, dénoncent cela sont qualifiés avec dédain d'antivax alors que ce ne sont que des anti-alu. Leur combat ne doit pas être raillé par les pouvoirs publics car il est parfaitement légitime. Surtout quand on voit une ministre rendre obligatoires pas moins de 11 vaccins ! Et qu'il se dit que d'autres sont dans les starting-blocks pour s'ajouter à la liste. Pourtant il existe le phosphate de calcium comme potentialisateur à la place de l'aluminium. Utilisé systématiquement dans les vaccins vétérinaires, et en médecine humaine pendant 15 ans par le laboratoire Pasteur sans le moindre souci. Donc c'est possible et cela mettrait fin aux rumeurs, aux suspicions, aux angoisses et aux « mauvaises réactions ».

N'oubliez pas de reculer vos montres !
(décembre 2020)

Comme disent les bureaucrates, nous avons « gagné une heure de sommeil » dans la nuit du 24 au 25 octobre. Mais a-t-on pensé aux conséquences fâcheuses de ce changement d'horaire qui continue de s'appliquer de façon automatique depuis près d'un demi-siècle ? Il est en effet à craindre que, cette année en particulier, la coutume nous coûte beaucoup plus cher qu'elle ne nous rapporte…

Son instauration au milieu des années 70 se justifiait car, à cette époque lointaine, nous avions des idées à défaut de pétrole. Mais aujourd'hui, les idées ont été remplacées par des principes, l'économie évincée par l'écologie et la production électrique d'origine fossile supplantée par les sources non carbonées. Le passage à l'heure d'hiver n'a plus grand intérêt depuis longtemps.

Par contre, nombreux sont les effets indésirables de cette mesure, initialement temporaire, devenue tradition. Au premier rang statistique se placent les accidents de la voie publique. Ceux-ci se produisent essentiellement aux heures de sortie de bureau. À la tombée de la nuit, la baisse de luminosité rend les piétons et les cyclistes moins visibles aux yeux des automobilistes qui les envoient dans des hôpitaux où les lits manquent déjà cruellement et où le personnel soignant a été mis à rude épreuve depuis le début de l'année. D'autant que, si certains ont gagné une heure de sommeil, ceux qui travaillent la nuit ont récupéré une heure de labeur supplémentaire.

Par ailleurs, la perturbation des rythmes biologiques provoque des difficultés de concentration dans la journée, voire des endormissements diurnes responsables d'accidents du travail ou domestiques. Sans compter les syndromes anxiodépressifs, les troubles du sommeil, les pathologies psychosomatiques, les douleurs rebelles, les problèmes cardiaques ou les symptômes digestifs. Dans les jours qui suivent le dernier dimanche d'octobre, les consultations médicales explosent, tout comme les prescriptions médicamenteuses et les arrêts de maladie. Cela grève le budget de l'Assurance Maladie, effaçant du même coup les éventuelles économies d'énergie espérées.

Les personnes âgées, en particulier celles atteintes d'une démence de type Alzheimer ou apparentée, présentent ce que les soignants en Ehpad connaissent sous le nom de syndrome crépusculaire. L'exacerbation des troubles psycho-comportementaux au coucher du soleil accroit considérablement l'angoisse des résidents et les manifestations perturbatrices qui en découlent, comme la déambulation, l'agitation, l'agressivité ou les cris.

D'après une étude européenne, l'heure d'hiver fait perdre 200 heures d'exposition solaire par an. Le corollaire en est la dépression saisonnière, avec son cortège de désagréments parfois sévères. On y retrouve les marques de tout épisode dépressif, comme la tristesse permanente, la fatigue anormale au réveil, la perte d'intérêt pour quoi que ce soit, auxquelles s'ajoutent certaines particularités caractéristiques comme une tendance à trop dormir et une appétence excessive au sucre responsable d'une prise de poids hivernale.

Quelques petites astuces pour amortir le décalage... Pourquoi ne pas le répartir sur plusieurs jours, en se couchant et en se levant un quart d'heure plus tard jusqu'à la date fatidique. Certains spécialistes du sommeil conseillent de commencer un mois à l'avance, et de différer levers et couchers d'un quart d'heure chaque semaine. Cela permet d'adapter progressivement la sécrétion de l'hormone du sommeil. Il conviendra alors de résister un peu le soir par des activités ludiques comme des jeux de cartes ou de société, voire des conversations téléphoniques, en bannissant les excitants comme le thé ou le café. Pour les personnes usant de somnifères, préférer la mélatonine ou les tisanes à base de plantes relaxantes.

On proposera des ballades matinales plus stimulantes pour un réveil dynamique en profitant du fait que si la nuit tombe plus vite le soir, le jour se lève plus tôt le matin. La luminosité de l'aube permet de recadrer notre rythme biologique et l'exercice matinal s'avère bénéfique pour renforcer nos facultés d'adaptation. Le principe global sera de capter quotidiennement un maximum de lumière solaire. Pour cela, on ouvrira les volets dès potron-minet pour que nos rétines accumulent un maximum de lux, cette unité de d'éclairement lumineux, en sachant que la lumière du jour apportera toujours, même quand le ciel est bas et gris, nettement plus de luminosité que des lampes artificielles. Sauf bien sûr, s'il s'agit de luminothérapie à utiliser une demi-heure à une heure de préférence le matin.

On pensera à compenser les carences en vitamine D dont la fabrication par notre corps disparait en hiver. Prendre en une fois, chaque mois, de novembre à avril environ 100.000 unités en ampoule buvable, à avaler pure ou avec un corps gras comme de l'huile ou du beurre. Renforcer les défenses immunitaires par les probiotiques dix jours par mois en association avec des oligosols de soufre, cuivre et manganèse par voie sublinguale. Sur le plan alimentaire, on choisira les fruits riches en vitamine C comme les agrumes ou le kiwi et on s'intéressera également à la propolis dont les abeilles nous font cadeau pour lutter contre les infections automnales.

Mais entre nous, n'aurait-il pas été plus simple de supprimer cette tradition devenue absurde et anachronique ? Chaque année, on nous promet de mettre un terme définitif au changement d'horaire saisonnier et tous les ans la décision est reportée. De nombreux pays européens ont même organisé à plusieurs reprises des référendums afin que les citoyens puissent exprimer leur préférence pour maintenir en permanence l'heure d'hiver ou l'heure d'été. En France, à l'instar des autres pays latins, les deux tiers des votants ont choisi cette dernière. Alors pourquoi avoir continué à tergiverser ?

En 2020, la situation sanitaire mondiale est catastrophique. Le virus couronné a envahi la planète entière, touchant tous les pays sans distinction de situation géographique, de statut économique, de climat ou de couleur de peau de ses habitants. Certaines nations s'en sont, jusqu'à présent, mieux sorties que d'autres par une meilleure gestion de la Covid. Des pratiques, telles que les gestes barrières ou le port du masque ont produit des effets d'autant plus protecteurs qu'elles étaient plus précoces et plus généralisées. En matière de santé publique, l'anticipation est la mère de l'efficacité. En l'occurence, nous ne sommes plus les premiers de cordée. On aurait pu reprendre l'initiative, redevenir leader d'opinion, montrer qu'en France, on n'a pas plus de pétrole, mais on a toujours des idées. Malheureusement, ce sera encore une occasion manquée dans cette pandémie de l'indécision politique.

Vous avez dit bizarre…?
(janvier 2021)

Début janvier 2021. Cela fait juste un an que la pandémie a étendu sur la planète son grand manteau de peur et de pleurs. Mais aussi de questions jusqu'à présent balayées d'un revers de manche par le Gouvernement et ses experts associés. Ceux qui qualifient de complotiste toute personne s'interrogeant de façon légitime au sujet de certaines bizarreries. Lesquelles ne manquent pas d'interpeller le simple bon sens populaire !

Bizarre, le coup des masques dont on nous a affirmé pendant des mois qu'ils étaient totalement inutiles avant qu'ils ne deviennent si indispensables qu'il faille les porter en permanence, y compris à l'extérieur sous peine de procès-verbaux dressés par des policiers détournés pour la circonstance de leur rôle sécuritaire.

Incompréhensible, d'avoir détruit près de deux milliards de masques en une petite dizaine d'années sans les remplacer et de ne pas les avoir fabriqués nous-mêmes au lieu de les acheter à la Chine dans des conditions désastreuses.

Surprenant, ce confinement à la française qui emprisonne les actifs en bonne santé et, à l'inverse de tous les autres pays, ferme parfois définitivement les petits commerces et les endroits de culture ou de convivialité au profit des hypermarchés et des restaurants collectifs.

Original, le couvre-feu avancé à 18 heures ce qui réduit les plages horaires pour les achats et les services et concentre un peu plus les gens dans les lieux publics.

Grotesque, d'être le seul peuple au monde en qui les dirigeants aient si peu confiance qu'ils lui ont imposé pendant des mois la présentation d'une attestation de sortie, sorte d'*ausweis* rappelant aux plus anciens certaines heures sombres de leur histoire.

Incohérent, le maintien de l'objectif en-dessous des cinq mille contaminations journalières alors qu'on a multiplié le nombre de tests et qu'ils sont désormais si sensibles qu'on finit par dépister n'importe quoi en recueillant chaque jour des milliers de faux positifs.

Curieux, les chiffres quotidiens du nombre des morts portant l'étiquette Covid alors qu'on a interdit les autopsies de vérification, que depuis un an on n'a recensé aucun cas de décès par grippe ou toute autre infection et que le nombre annuel global de décès en France est resté en 2020 identique à celui des années précédentes.

Insolite, ce doublement du montant de la consultation médicale passant de 25 à 55 euros dès lors qu'on la rattache à la Covid 19 et à laquelle se rajoutent quelques deniers supplémentaires pour chaque cas contact repéré par le professionnel de santé.

Saugrenu, que notre nation soit l'une des rares à rembourser intégralement et sans le moindre contrôle des tests particulièrement onéreux, faits et refaits sans limitation par les plus hypochondriaques et ayant largement contribué à plomber nos statistiques épidémiologiques et le déficit abyssal de la Sécurité Sociale passé de six milliards d'euros l'an dernier à plus de quarante-quatre cette année.

Baroque, cette obstination à faire croire à une origine animale du virus alors que la contagiosité s'avère essentiellement interhumaine et que le même Coronavirus semble avoir déjà été identifié il y a plusieurs années dans certains laboratoires de recherche couverts par le secret défense.

Absurde que l'on ait arrêté les deux études consacrées à l'hydroxychloroquine en interdisant la vente en France de ce médicament utilisé depuis des décennies, fabriqué chez nous, disponible, peu coûteux, sans effet secondaire et facile à prendre par voie orale tout en investissant au niveau européen des centaines de millions d'euros pour l'achat de *remdesivir*, un produit nouveau, américain, indisponible, cher, toxique pour les reins, administré par injection et surtout sans la moindre efficacité reconnue.

Inquiétante notre stratégie nationale de vaccination, à l'opposé de tous les autres puisqu'on commence par les personnes âgées qui sont exclues des essais thérapeutiques, chez qui les vaccins sont nettement moins efficaces, qui seront décédées avant qu'apparaissent d'éventuels effets indésirables tardifs, et qui rechignent à donner leur consentement à ce qu'elles considèrent souvent à leur âge comme une forme d'obstination déraisonnable.

Alarmant, que nos Gouvernants n'aient pas été les premiers à se faire vacciner, préférant bafouiller des prétextes fallacieux et des explications oiseuses plutôt que donner l'exemple.

Suspect, que le vaccin n'ait pas été rendu obligatoire, ce qui pourrait laisser penser que l'État a préféré s'exonérer de toute condamnation financière en cas d'accident post-vaccinal et reporter la responsabilité civile sur les médecins de ville dont il semble redécouvrir l'existence pour l'occasion.

Agaçant, le sacrifice rituel de nos professionnels de santé qui, après avoir été les derniers français à recevoir des masques et du soluté hydroalcoolique, n'ont pas été placés sur les listes prioritaires pour recevoir la vaccination au cas où ils en feraient la demande.

Étonnant, de découvrir les chiffres du nombre de personnes vaccinées à la fin du quatrième jour de la campagne, à savoir 130.000 en Allemagne, 48.000 en Pologne, 33.000 en Italie... et 300 en France, alors que les doses vaccinales ont été réparties équitablement et simultanément dans l'Union Européenne au prorata des populations.

Bizarre tout cela ! Moi j'ai dit bizarre ? Comme c'est étrange...

Le symptôme de la clenche
(février 2021)

La consultation s'achève. Le patient range sa carte Vitale, enfile son pardessus, salue son médecin et se dirige vers la sortie du bureau. A cet instant, il prend son courage d'une main et, de l'autre, la poignée de la porte. Au moment de l'abaisser, il arrête son geste et, sans la lâcher, déclare d'un ton badin : « Ah, Docteur… Au fait… J'ai failli oublier de vous en parler… ». Avant de révéler, d'une voix mal assurée, ce qui constituait en fait le véritable objet de sa visite.

Dans notre jargon médical, on appelle cela « le symptôme de la clenche », du nom du système d'ouverture de la porte. Celui que l'on appelle aussi une béquille. Peut-être parce qu'il facilite le verrouillage de l'articulation. Ou encore parce qu'on s'appuie dessus pour enclencher le premier pas. Et déclencher la confidence… Ce signe clinique avoué à l'ultime seconde alors qu'il est resté secret tout au long de la consultation. Celui qu'on exprime enfin, les doigts sur le pommeau, dans l'embrasure d'une ouverture devenue, selon la circonstance, sortie de secours ou voie sans issue. Au-delà de cette limite, plus de salut. Et le retour chez soi en ruminant ses regrets, voire ses remords, et en se traitant de lâche. Avant de recevoir les réprimandes conjugales devant cette lamentable preuve de couardise.

Il faut préciser que ce symptôme affecte préférentiellement les hommes. D'abord, parce qu'ils sont moins à l'aise pour les confessions délicates que leurs homologues de sexe féminin, rompues aux codes du colloque singulier de la consultation par une fréquentation plus habituelle des cabinets médicaux. Dans lesquels d'ailleurs, elles font généralement preuve d'une franchise et d'une honnêteté déconcertantes.

D'autre part, car l'instinct de virilité est inscrit dans les gènes masculins depuis la nuit des temps, tout comme dans ceux des autres animaux mâles, notamment dans la classe des mammifères et singulièrement chez les primates. Dont certains de nos congénères tendent, par leur comportement, à se rapprocher dangereusement. Ce qui fit dire à Pierre-Jean Vaillard que « l'homme descend du singe mais certains en descendent plus vite que d'autres ».

Donc, tout-le-monde l'aura compris, le symptôme en question porte couramment l'étiquette scientifiquement solidaire d'impuissance érectile. Et la méthode utilisée par ceux qui en souffrent, pour dévoiler ce lourd secret à leur bienaimé thérapeute, prend parfois des connotations un tantinet pathétiques. Certains se plient en deux mimant l'effondrement de leur sacrosaint organe. D'autres marmonnent leur malheur en fixant désespérément leurs chaussures comme s'ils venaient de remarquer que, par inadvertance, ils avaient gardé leurs charentaises aux pieds. Quelques-uns utilisent un langage aussi imagé qu'un message de Radio-Londres, tel que, par exemple, « Popaul est aux abonnés absents » ou bien « le séquoia s'est transformé en saule pleureur » ou encore « le service trois pièces n'en compte plus que deux ». Je répète... Les Français parlent aux médecins... Certains enfin font une fine allusion à la chanson de Brassens en divulguant que, maintenant, quand ils pensent à Fernande, c'est comme s'ils songeaient à Lulu.

Une fois franchie cette étape du difficile aveu, que faire ? D'abord dédramatiser ! Les conséquences psychiques du mal sont souvent pires que le mal lui-même. Un peu comme le confinement en période pandémique... Le praticien de santé fera un bilan initial sur le plan physique, psychologique et biologique afin de cerner l'éventuelle étiologie du problème. Une fois éliminée une cause pathologique imposant une prise en charge spécifique, vient l'heure du remède. Évidemment, les plus pressés s'orienteront d'emblée vers les célèbres petites pilules bleues, de forme originalement losangique et portant le doux patronyme de sildénafil. Un produit d'abord commercialisé dans l'angine de poitrine. Puis élevé au rang de médicament miraculeux après que certains patients perspicaces aient constaté qu'il ne dilatait pas uniquement les artères du cœur. Ce qui le fit passer très vite du marché obstrué de la pathologie coronaire à celui, plus juteux, de la panne des sens. Certainement le traitement le plus vendu au monde. Et donc probablement le plus contrefait. Méfiance, tout particulièrement sur Internet !

D'autres solutions plus naturelles permettent aussi de relever... le défi. En réalité, tout ce qui est bon pour le système nerveux et pour l'appareil cardiovasculaire est susceptible d'atténuer ce symptôme embarrassant. À commencer, comme toujours, par une bonne hygiène de vie, avec une alimentation saine et une activité physique régulière. Pour cela, les lecteurs intéressés pourront utilement se reporter à l'article sur les « Dix commandements anti-âge », paru dans la présente revue et consultable sur mon blog. On évitera les toxiques tels le tabac ou l'alcool, l'abus des excitants comme la caféine, l'usage de certains médicaments tels que les bétabloquants ou les diurétiques. On introduira par contre dans ses habitudes certains aliments réputés favorables voire aphrodisiaques parmi lesquels on citera évidemment le ginseng, le gingembre ou le « bois bandé » mais aussi la betterave rouge, l'ail, l'oignon, la grenade, le cacao, le clou de girofle, le curcuma, la noix de muscade ou le safran.

Dans le registre des compléments nutritionnels, on ne négligera pas la supplémentation en zinc (10 à 15 milligrammes par jour) et en vitamine D (1.000 à 2.000 unités internationales quotidiennes en fonction de l'âge et de l'ensoleillement), ce qui permettra de renforcer non seulement l'objet du délit, mais parallèlement les défenses immunitaires, mesure indispensable en cette période infectieuse. On fera également quelques cures d'arginine, un acide aminé essentiel en la matière.

On n'oubliera pas non plus l'intérêt de la photothérapie, de l'acupuncture, de l'aromathérapie et de la pratique d'activités relaxantes, pour contrecarrer les effets néfastes des mesures restrictives de liberté imposées par la situation sanitaire.

Et surtout, on n'hésitera pas à vaincre ses inhibitions pour en parler à son médecin dès le début du symptôme… et de la consultation.

Il n'y en aura pas pour tout-le-monde !
(avril 2021)

Comme je l'ai fait remarquer précédemment, la vaccination se rapproche, sur son principe, de la médecine homéopathique. En effet, les deux techniques ne consistent-t-elles pas à donner un poison très dilué pour prévenir ou guérir les symptômes que le même poison provoque à l'état naturel ? Ce n'est d'ailleurs pas un hasard si l'homéopathie a été inventée en 1796 par le médecin allemand Hahnemann, l'année même où, simultanément, son confrère anglais Jenner testait contre la variole la toute première vaccination.

Pourtant, si les deux méthodes sont intellectuellement similaires, si l'une et l'autre soignent le mal par le mal, il faut bien reconnaitre que la médecine en tube suscite beaucoup moins de défiance que la prévention en seringue. Ainsi, ces dernières années, alors que les trois-quarts des Français plébiscitaient l'homéopathie, une proportion égale s'angoissait des effets secondaires vaccinaux. Et tout porte à croire qu'il s'agissait des mêmes personnes, lesquelles échappaient dans les deux cas aux griffes de Big Pharma. Que l'on se rassure, le premier pouvoir financier mondial, après les GAFA, a su bénéficier de la crise sanitaire pour tirer sa double épingle du jeu en réglant leur compte à la fois aux adeptes des médecines naturelles et à ceux que l'on affuble avec mépris du sobriquet d'antivax. La suppression en pharmacie, dès le début de la pandémie, des petits granules si efficaces dans les douleurs, les poussées de fièvre et les états dépressifs, en particulier chez la personne âgée, a été compensée par la prescription de paracétamol et d'antidépresseurs chimiques dont les ventes ont littéralement explosé depuis un an. On pourra toujours regretter les thérapeutiques alternatives, lesquelles, quitte à n'être pas plus efficaces, avaient au moins l'avantage de n'entraîner aucune toxicité.

Quant aux vaccins, la stratégie de leurs fabricants pour les vendre a été redoutablement efficace. La tragi-comédie s'est déroulée en cinq actes, sans compter le rôle possible des laboratoires dans la genèse réelle de la pandémie puisque toute enquête a été interdite.

Acte 1 : Favoriser le développement de l'épidémie en bloquant autant la confection de masques que la préparation de soluté hydroalcoolique, en niant initialement l'intérêt des mesures barrières et en dissimulant pendant plusieurs semaines la réalité de la propagation virale.

Acte 2 : Créer une panique générale en communiquant quotidiennement sur des chiffres devenus tout-à-coup alarmants. Ceux des contaminations, gonflés par les tests faussement positifs. Ceux des consultations médicales, parfois abusivement estampillées Covid pour être mieux rémunérées. Ceux des décès, systématiquement imputés au Coronavirus en l'absence d'autopsies diagnostiques.

Acte 3 : Présenter la vaccination comme la seule issue possible en dénonçant la prétendue dangerosité des traitements curatifs. Exit l'hydroxychloroquine, la colchicine, l'ivermectine et tous les autres. Bannies les thérapeutiques naturelles comme la vitamine D ou le zinc. Aucun essai sérieux des antiviraux, malgré leur efficacité confirmée sur la grippe, l'hépatite C ou le sida. Des immunoglobulines réservées exclusivement à quelques privilégiés. Des experts payés par les firmes pharmaceutiques pour nous expliquer, en s'appuyant sur des publications scientifiques bidonnées, que les essais randomisés... blablabla... preuves formelles... blablabla... rapport bénéfices-risques... blablabla...

Acte 4 : Produire les vaccins en un temps record. Dix mois au lieu de dix ans. En zappant forcément certaines étapes, à commencer par les essais humains. Et revoilà les mêmes consultants, sur les mêmes plateaux télés, venus nous reparler des mêmes études comparatives en double aveugle. Vous savez bien... Celles qu'ils avaient brandies quelques semaines plus tôt pour disqualifier les médicaments et leurs prescripteurs. Eh bien figurez-vous que ces études étaient devenues entretemps totalement inutiles pour mettre un nouveau vaccin sur le marché. Mais si, puisqu'on vous le dit ! Cela s'appelle « Progrès de la Médecine ».

Acte 5 : Rassurer les futurs vaccinés. Probablement la partie la plus délicate, car contrairement à une opinion largement répandue dans le milieu scientifico-médiatique, les patients ne sont pas obligatoirement des imbéciles. Et pas plus dans notre beau pays qu'ailleurs. Quand on leur dit tout et son contraire à quelques semaines d'intervalle, ils sont en droit d'exprimer un doute légitime. Sans revenir sur la gestion douteuse de la vaccination contre l'hépatite B, sur celle calamiteuse de la vaccination antigrippale et celle sulfureuse de la vaccination contre le papillomavirus, la campagne anti-Covid restera longtemps comme la caricature de tout ce qu'il ne faut pas faire. Difficile de vaincre la suspicion quand on commence à vacciner les plus âgés en sachant qu'ils seront morts d'autre chose avant de révéler d'éventuels effets secondaires ; ou quand on voit le gouvernement instaurer un passeport sanitaire pour rendre le vaccin « obligé » mais pas « obligatoire » afin de ne pas devoir indemniser les accidents potentiels ; ou quand on constate que la population-cible un jour, représente celle contre-indiquée le lendemain ; ou quand on apprend que la seconde dose doit être faite quinze jours, puis un mois, puis deux mois, puis trois mois plus tard, et finalement qu'elle n'est pas nécessaire et peut d'ailleurs être faite avec n'importe quel autre type de vaccin ; ou quand on découvre que les demi-doses de produit immunisent mieux que les entières, et que, de toutes façons, les vaccins n'empêchent pas les formes graves provoquées par les variants ; ou encore quand la température de conservation est réévaluée de 60 degrés ; ou quand on voit se créer, déjà, les premières associations de victimes.

Pourtant, il aura suffi d'une seule phrase pour balayer toute cette inquiétude. Un slogan magique largement utilisé en période de soldes. « Il n'y en aura pas pour tout-le-monde ! ». Alors, comme s'il s'agissait d'un produit de première nécessité, tout-le-monde en question s'est précipité, faisant la queue sur le trottoir. Non pas devant les grilles des supermarchés mais dans des vaccinodromes, pleins de vaccinateurs et vides de vaccins. Car, comble de l'ironie, après avoir passé des mois à tenter de convaincre des millions d'indécis, on a fini par oublier l'essentiel : les flacons ! A force de stimuler la demande, on en a négligé l'offre. La menace de pénurie s'est effectivement réalisée pour la vaccination.

Par contre, en ce qui concerne la déception, il y en aura largement pour tout-le-monde.

Le cœur brisé
(mai 2021)

Marie est une septuagénaire alerte. Depuis le décès de son époux, quelques années auparavant, elle meuble sa solitude avec de courts voyages dans sa région. La compagnie des autres anciens de son village lui fait du bien. Tant moralement que physiquement. La journée a été longue mais enchanteresse et la nuit est tombée depuis deux bonnes heures. L'autobus la dépose à proximité de son petit pavillon de banlieue. Un bénévole de son club du troisième âge l'accompagne jusque chez elle. Elle gravit les trois marches de son perron, pressée d'avaler un bol de soupe et d'aller se coucher. Ses jambes sont lourdes malgré ses bas de contention. Elle ouvre la porte d'entrée et tend le bras vers l'interrupteur. Le lustre inonde de lumière la pièce principale. Tout est sens dessus dessous, les tiroirs retournés, leur contenu éparpillé sur le carrelage. Pour les cambrioleurs aussi la journée a été très plaisante. Brutalement Marie ressent une violente douleur dans la poitrine. Comme si un géant lui écrasait le torse d'une main et, de l'autre, lui arrachait le bras gauche. Elle a déjà perdu connaissance quand le bénévole la rattrape de justesse...

« Tako Tsubo » annonce fièrement le médecin, blouse blanche impeccable, stéthoscope en écharpe, résultats d'examens sous l'aisselle, en franchissant le seuil de la chambre d'hôpital où Marie tente de retrouver ses esprits. S'imaginant sans doute avoir affaire à un stagiaire japonais, l'alitée le questionne dans la même langue : « Kézako ? ». Le cardiologue, ravi de son diagnostic original, explique alors à sa patiente que cette pathologie s'appelle aussi le syndrome du cœur brisé car elle survient habituellement à la suite d'un stress violent ou d'une très forte émotion. La cause déclenchante s'avère presque toujours négative, comme la perte soudaine d'un être cher ou une rupture amoureuse, mais parfois on en imputera la responsabilité à une joie intense. On a aussi décrit, comme facteur générateur un effort physique extrême. Récemment a même été rapporté, dans une revue médicale, le cas particulier d'une Israélienne, âgée d'une soixantaine de printemps, invitée à un mariage, ayant englouti une cuillère à soupe de guacamole avant de se rendre compte que cette pâte verte était en fait du wasabi, une sauce japonaise traditionnellement mangée avec les sushis et bien plus forte que la moutarde.

Quel que soit le contexte incriminé, la conséquence en est l'envoi dans le sang d'une grosse giclée d'adrénaline qui provoque une sorte de crise cardiaque. La cible privilégiée est la femme de 55 à 75 ans. L'aspect clinique est typiquement celui d'un infarctus du myocarde avec une douleur thoracique constrictive et des difficultés respiratoires. L'électrocardiogramme produit des tracés tout-à-fait analogues à ceux d'une ischémie aigüe. La confusion est donc habituelle dans les premières minutes et le traitement identique. Mais la similitude s'arrête là car le « cœur brisé » est sain ! La coronarographie révèle des artères normales. Les investigations à la recherche de facteurs de risque reviennent le plus souvent bredouilles. La quête d'antécédents familiaux ou personnels sur le plan cardio-vasculaire aboutit rarement. Pas de tabagisme ou autres addictions, pas de diabète ou d'excès de mauvais cholestérol. Par contre, on retrouve en général un terrain psychologique favorisant, des épisodes anxiodépressifs, voire une pathologie psychiatrique sous-jacente.

Bref, rien ne peut expliquer cette contradiction à part l'intervention de puissances occultes ou l'opération du Saint-Esprit. Et c'est alors qu'un examen tout simple, anodin, indolore et couramment pratiqué, permet d'apporter le diagnostic différentiel. L'échographie ! Celle-ci décrit une image caractéristique. Le cœur, au lieu de présenter deux moitiés symétriques, dévoile un ventricule gauche très dilaté, comme la panse d'une amphore romaine, l'oreillette en constituant le col rétréci. Cette forme anatomique curieuse et spécifique a été découverte à la fin des années soixante-dix par des médecins nippons qui la comparèrent à celle des pièges à poulpe. Ces pots en terre cuite sont très utilisés au Japon ainsi que sur le pourtour méditerranéen. Les pots sont mis à l'eau et coulent jusqu'au fond. Les poulpes y entrent pour se protéger, s'en servant comme abri. Lorsque les récipients sont remontés à la surface, les mollusques au lieu de chercher à s'enfuir, se plaquent contre les parois. Baptisés *karour* dans les pays du Maghreb ou *gargoulettes* sur les côtes espagnoles, ces pièges sont appelés *tako tsubo* par les pêcheurs japonais. D'où la dénomination de cette pathologie, traduite chez nous par une expression nettement plus romantique.

Surgissant sur un cœur non malade, on peut imaginer que le pronostic de ce syndrome sera bien plus favorable que celui d'un infarctus classique. C'est habituellement le cas puisque la survie est la règle et que les séquelles sont en principe rapidement régressives. Ainsi on estime que la récupération complète est obtenue à un mois dans la majorité des cas et que les séquelles à type de mauvais fonctionnement ventriculaire sont rarissimes au-delà d'un an d'évolution. Pourtant on ne doit pas considérer cette maladie comme bénigne car les complications, même exceptionnelles, peuvent être graves.

En France, on évalue à environ 1500 cas annuels la prévalence de ce syndrome. Cependant, une étude américaine, parue en juillet 2020 dans le JAMA Network Open, souligne que pendant la pandémie de Covid-19, le nombre de nouveaux cas de tako tsubo a été multiplié par quatre ou cinq dans plusieurs pays, touchant des personnes peu ou pas malades de la Covid. Ce qui porterait à près de sept mille, dans notre pays, le nombre de cœurs brisés l'an dernier. En cause, l'excès de stress psychosocial et la précarité économique. Voilà encore d'autres victimes collatérales à verser au débit de la crise sanitaire.

Dans la phase initiale, les bétabloquants, ces médications qui bloquent l'adrénaline, sont évidemment d'une grande utilité. Mais une fois le diagnostic établi, seule une prise en charge du terrain anxieux s'avère indiquée. La relaxation, la sophrologie, l'hypnose, le yoga ou la psychothérapie représentent de bonnes solutions de soutien. L'homéopathe prescrira volontiers *Chamomilla* et *Pulsatilla*. On aura recours aussi à la phytothérapie avec ses trois plantes si précieuses dans la neurodystonie cardiaque : l'aubépine, l'olivier et la mélisse. On complètera utilement ces mesures avec des diffusions aromathérapiques de trente minutes avant le coucher d'un mélange de lavande et petit grain bigaradier en alternant un jour sur deux avec de la bergamote, également en huile essentielle. Mais comme il vaut mieux prévenir que guérir, on prendra surtout toutes les précautions indispensables avant d'annoncer une nouvelle fortement émotionnelle. Sous peine d'entendre une voix d'outre-tombe déclamer, avec un accent marseillais, la célèbre réplique pagnolesque de César à Panisse : « Tu me fends le cœur !! »

1, 3, 5, 7… et ensuite ?
(juin 2021)

Sa chevelure rousse fait ressortir la pétillance de ses yeux bleus. Elle possède un coefficient intellectuel bien au-dessus de la moyenne. Cela prouve, s'il en était encore besoin, qu'une femme peut être à la fois séduisante et cortiquée. En langage technique, les spécialistes parlent de HPI, abréviation signifiant haut potentiel intellectuel. La série éponyme que vient de diffuser TF1 fait exploser les meilleurs scores d'audience, et par là même, le chiffre d'affaires des psycho-charlatans de tous poils, autoproclamés coaches en développement neuronal. Moyennant une somme aussi coquette que rondelette, ils se reconvertissent dans l'arnaque cognitive en proposant, sur Internet, de tester vos capacités de déduction par la réalisation de tests rationnels comme celui énoncé dans le titre de cette chronique. Selon vous, après les chiffres 1, 3, 5 et 7, quel chiffre devrait logiquement suivre ? Trois solutions sont soumises à votre sagacité : 9, 11 ou 16. Verdict à la fin de cet article…

Personnellement, l'armée m'a pris mon QI lors de la visite d'incorporation pour le service militaire et ne me l'a jamais rendu. J'en ignore donc le résultat mais il ne devait pas être trop mauvais car, peu après la fin des tests, deux gradés m'ont convoqué pour me proposer, au vu du score obtenu et avec une déférence qui n'avait d'égale que leur admiration, d'intégrer le corps des officiers de réserve.

C'est dire à quel point j'avais dû affoler les compteurs. Je n'ai jamais donné suite à leur alléchante proposition, mais à partir de ce jour, je me suis intéressé au sujet en tentant de répondre à quelques questions existentielles.

Est-on surdoué dès la naissance ? Non. Quelle que soit la nationalité, la couleur de peau ou la situation d'origine, tous les nouveau-nés ont au départ un capital identique de plusieurs dizaines de milliards de cellules nerveuses. Comme ce sont les seules de l'organisme à ne pas se renouveler, elles ne font que disparaitre à partir de l'âge adulte, plus ou moins rapidement selon qu'on les utilise ou pas et en fonction de notre hygiène de vie.

Peut-on développer son potentiel intellectuel ? Oui. Pourtant, les neurones morts ne ressuscitent pas. Cela pose problème notamment lorsqu'un grand nombre d'entre eux meurent du fait, par exemple, d'un accident vasculaire cérébral ou d'un traumatisme crânien. Mais par contre, ils ont une aptitude tout-à-fait singulière. Ils émettent des prolongements capables de se connecter entre eux pour rétablir des fonctions perdues ou en créer de nouvelles. Et, miracle de la nature, ces interconnexions peuvent continuer à se multiplier tout au long de la vie, jusqu'à un âge avancé, et d'autant plus qu'on les stimule chaque jour !

Alors comment faire pour augmenter ses performances cérébrales ? Par la réflexion, la communication avec les autres, l'acquisition de compétences, les relations humaines ou simplement le sport cérébral. Cela peut se faire tout au long de la vie, quel que soit son niveau socioprofessionnel. Puisque la médecine a rajouté des années à la vie, il faut savoir apporter de la vie aux années. Toutes les activités culturelles sont bonnes à prendre, qu'elles se pratiquent chez soi ou à l'extérieur, qu'il s'agisse de lecture, de musique, de télévision, de théâtre, de cinéma ou de visites de musées. Toute découverte d'une chose inconnue, tout apprentissage, développe les capacités cognitives. À commencer par la mémoire qui est la base d'un bon fonctionnement des fonctions dites exécutives, celles qui contrôlent l'exécution des conduites, le choix des stratégies, la prise de décision. Bref, ce qu'on appelle couramment l'intelligence, cette flexibilité mentale qui permet de s'adapter à une situation inédite.

Mais comment acquérir une mémoire d'éléphant quand on est plutôt du genre cervelle de linotte ? D'abord en y faisant appel le plus souvent possible dans la vie courante et en évitant de recourir systématiquement à des pense-bêtes, aide-mémoires et autres post-its. En tapant ses numéros de téléphone sans passer par la page de contacts. En mémorisant le programme télé de la soirée sans relire vingt fois le magazine spécialisé. En faisant la cuisine sans avoir le livre de recettes ouvert en permanence à côté de soi. Et puis abonnez-vous à un quotidien régional, parcourez-le complètement sans vous limiter aux faits divers ou à la rubrique nécrologique, apprenez par cœur les dix premières lignes de l'éditorial, faites deux ou trois jeux du genre sudoku ou mots fléchés en commençant par les plus faciles avant de constater vos progrès par la résolution des problèmes diaboliques. Et puis échangez avec les autres, inscrivez-vous dans des associations, participez à des actions bénévoles, débattez de tout et de rien. Petit à petit vous verrez vos capacités intellectuelles augmenter et votre mémoire se renforcer. Moi-même qui présente chaque année une centaine de journées de formation médicales devant des professionnels de santé ayant l'âge de mes enfants, qui rédige chaque jour des pages d'écriture comme la présente chronique, qui anime un blog sur internet pour y prodiguer quelques conseils médicaux, je puis affirmer que je me sens aujourd'hui en meilleure forme intellectuelle que lorsque je passais, il y a tout juste cinquante ans, le concours de fin de première année à la faculté de médecine.

Mais cela ne suffit pas. Si l'on veut voir sa matière grise tourner à la vitesse d'un bolide de compétition, il convient de lui fournir un carburant adapté. Le cerveau a les mêmes besoins énergétiques qu'un muscle. On doit lui apporter, à chaque repas, des sucres rapides et des sucres lents pour éviter les hypoglycémies mortelles pour nos neurones. Il lui faut de bonnes graisses végétales pour ses membranes cellulaires et des protéines riches en acides aminés essentiels afin de fabriquer ses neurotransmetteurs. Sans oublier les vitamines B, indispensables au système nerveux, et celles à effet antioxydant, C et E. Et puis certains minéraux comme le magnésium, le zinc, le sélénium ou le phosphore pour faire des étincelles. En se rappelant qu'il vaut cent fois mieux apporter ces micronutriments par l'alimentation que par le biais de compléments nutritionnels.

Pour conclure, la solution de notre petit jeu. Peu importe votre réponse, les trois propositions étaient justes. Si l'on considère qu'il s'agit d'une suite de nombres impairs, c'est le 9 ; une suite de nombres premiers (divisibles par un et par eux-mêmes), c'est le 11 ; enfin, les personnes ayant constaté que le suivant de la liste devait répondre à l'équation $[(n-1) \times (n-2)] - (n-3)$ le tout divisé par 2, auront fort rationnellement choisi le nombre 16.

En tous cas, ce qui est certain, c'est qu'en lisant entièrement cet article et en cogitant sur la question posée, vous êtes intellectuellement encore un peu plus performants qu'hier…

À bas les récalcitrants !
(juillet 2021)

Selon les historiens, lors de la bataille de Tolbiac face aux Alamans, le roi des Francs, Clovis, craignant la défaite malgré ses multiples prières aux dieux païens, se résolut à implorer celui que vénérait son épouse Clotilde, une chrétienne burgonde. Une fois victorieux, Clovis témoigna sa reconnaissance en acceptant de se convertir au christianisme et de se faire baptiser. Au cours de la cérémonie, l'évêque Rémi du diocèse de Reims lui déclara : « Adore ce que tu as brûlé et brûle ce que tu as adoré. » Cette citation, qui marqua la naissance de l'identité française et chrétienne, passera dans le langage courant pour souligner la versatilité populaire… et politique. Malgré les sacrifices consentis depuis un an et demi, nos chers soignants en font actuellement l'amère expérience.

Après que l'on ait pleuré les médecins morts au champ d'Honneur faute de masque, après que l'on ait applaudi quotidiennement les professionnels de santé pour leur courageuse empathie et leur abnégation désintéressée face à la crise sanitaire, voilà à présent qu'on les stigmatise en les montrant du doigt. Regardez-moi donc ces infâmes qui refusent la vaccination ! Notre ministre délégué, qui n'a pas dû souvent mettre la main dans le cambouis, assisté de son habituelle cohorte de spécialistes en santé publique et autres épidémiologistes médiatiques trop heureux d'avoir enfin trouvé une justification à leur existence, voue désormais aux gémonies ceux-là même qu'il a jadis adulés. Alors s'il n'en reste qu'un pour prendre leur défense, je serai celui-là…

D'abord, il faut peut-être se demander pourquoi les soignants sont aussi méfiants vis-à-vis de certains vaccins ? Simplement parce qu'ils sont aux premières loges pour appréhender leurs effets secondaires. Or ceux-ci sont pour le moins sous-estimés. Il se murmure dans les cursives des hôpitaux ou dans les couloirs des EHPAD beaucoup plus de choses qu'il ne s'en dit dans les allées du pouvoir ou sur les plateaux de télévision. Les pros de la santé savent pertinemment qu'il faut une décennie et non pas une dizaine de mois pour fabriquer un vaccin. Inutile de sortir de la cuisse de Jupiter pour comprendre que dans leur course effrénée au profit, les fabricants ont forcément zappé certaines étapes dans la mise au point de leurs produits, à commencer par la phase 3, celle de l'expérimentation humaine, pour passer directement à la commercialisation. De ce fait, les vaccins anti-Covid ont en réalité été testés en direct-live à l'échelle planétaire. Aux tests cliniques préalables, on a substitué la pharmacovigilance à postériori. On s'est basé sur les réactions de quelques centaines de volontaires pour extrapoler les conséquences de produits inédits sur des milliards d'individus jouant le rôle de cobayes. Il s'agit là d'une première dans l'Histoire de la médecine humaine.

Qui plus est, deux obstacles majeurs rendent dangereuse et illusoire une telle surveillance post-AMM. Primo, s'il existe des effets indésirables à court terme, d'autres peuvent mettre des mois voire des années à apparaitre, et alors qui fera le lien ? Surtout lorsqu'il s'agit d'un virus émergent et que la technique d'immunisation constitue elle-même une nouveauté, aussi bien pour les vaccins à

ARN que pour ceux qualifiés de recombinants qui sont tous génétiquement modifiés. Comment peut-on soutenir auprès des soignants qu'un ARN messager n'engendre jamais de cancer alors qu'on les oblige à se vacciner contre le virus de l'hépatite B justement parce que son ARN provoque le cancer du foie !

Secundo, le pourcentage officiel de déclarations d'évènements indésirables demeure étonnamment faible par rapport aux cas réels. Les hôpitaux accueillent quotidiennement des personnes vaccinées contre la Covid et présentant des pathologies apparues après l'injection… mais non rattachées à celle-ci. Une sorte d'omerta imposée aux soignants, à part lorsqu'il s'agit d'un phénomène de masse trop visible comme les troubles de coagulation chez les adultes jeunes ou les myocardites chez les enfants. Et que penser de la pertinence d'une pharmacovigilance en Asie, en Afrique, en Amérique du Sud ou dans certains pays aussi démocratiques que la Chine ou la Russie qui inoculent leurs propres vaccins, ce qui les dispense d'en dire du mal…

Mais il reste un point capital à aborder : celui de la responsabilité. Normalement, le Code Civil, dans son article 1245, stipule clairement que « le producteur est responsable du dommage causé par un défaut de son produit ». Mais une directive européenne du 25 juillet 1985 atténue considérablement la portée de cette protection du citoyen en imposant à la victime, dans son article 4, de « prouver le dommage, le défaut et le lien de causalité entre le défaut et le dommage ». Autant dire un épuisant parcours du combattant pour la solitaire victime de dégâts collatéraux. Et la même directive enfonce le clou en libérant le laboratoire pharmaceutique de toute responsabilité si « l'état des connaissances scientifiques et techniques au moment de la mise en circulation du produit n'a pas permis de déceler l'existence du défaut ».

Par conséquent, un vaccin mis en vente précipitamment pour cause d'urgence pandémique ne pourra jamais donner lieu à la moindre indemnisation. Sauf si le gouvernement rend la vaccination obligatoire par décret, ce qui engagerait automatiquement la garantie juridique et financière de l'État et protégerait les éventuelles victimes des vaccins. De nombreux pays ont adopté cette Loi. Les hésitations du ministre depuis des semaines à rendre obligatoire la vaccination anti-Covid au prétexte fallacieux de respecter la liberté individuelle, sèment le doute et cristallisent les inquiétudes légitimes de nos compatriotes les mieux informés. Rappeler à nos soignants qu'ils sont les seuls à subir déjà deux des vaccinations les plus controversées du moment a été d'une rare maladresse. En tirer argument pour leur rajouter la vaccination anti-Covid frôle l'imbécilité absolue. Surtout avec des produits encore expérimentaux, dont on ignore tout de la toxicité réelle et dont l'efficacité fait de plus en plus débat.

Alors plutôt que de cibler celles et ceux qui ont choisi le pénible sacerdoce de se consacrer aux autres en leur accordant le meilleur d'eux mêmes, octroyons-leur cette écoute bienveillante dont ils nous gratifient tout au long de l'année dans le respect du consentement libre et éclairé. Pourquoi imposer à nos soignants ce à quoi on n'oblige pas leurs compatriotes par manque de courage politique ? Surtout quand, dans le même temps, nos édiles s'avèrent parfaitement incapables d'empêcher les multiples rassemblements, aussi festifs que sauvages, qui, eux, sont véritablement à l'origine des clusters et de la diffusion des variants.

La boite à coucou
(août-septembre 2021)

La première fois que j'ai mis les pieds dans un bloc opératoire, je devais être en cinquième année de médecine. J'étais aussi mal à l'aise et emprunté qu'un ingénu à son premier rendez-vous galant. Je gardais bêtement les mains en l'air, n'osant rien toucher de peur de commettre l'irréparable faute d'asepsie. Après m'avoir suggéré, avec un sourire goguenard, de baisser les bras au prétexte qu'il ne s'agissait pas d'un braquage, le chirurgien me demanda, sur un ton redevenu aussi tranchant qu'un bistouri, si je m'étais déjà lavé les mains dans ma vie. Je bafouillai un « oui, bien sûr » en le scrutant anxieusement pour deviner où il voulait en venir. Il reformula alors sa question : « As-tu déjà fait une aide opératoire ? » Je lui répondis : « Non, c'est mon premier stage en chirurgie ». Sa répartie s'inscrivit à jamais dans ma mémoire : « Alors tu ne t'es jamais lavé les mains ! »

L'anecdote résume bien l'importance du lavage des mains avant toute intervention chirurgicale. Ce nettoyage méticuleux, pendant de longues minutes, traque le moindre germe susceptible de déclencher une infection post-opératoire parfois gravissime. Sans atteindre une telle minutie, tous les soignants ont l'obligation professionnelle de respecter les règles hygiéniques qui leur ont été inculquées lors de leur formation, puis rappelées régulièrement afin d'éviter les maladies nosocomiales.

En 1995, des médecins suisses de l'hôpital de Hambourg, qui avaient mis au point vingt ans plus tôt la formule de la solution hydroalcoolique actuelle, l'ont offerte à l'OMS pour que l'ensemble de l'Humanité en profite. Bel exemple de désintéressement altruiste dont aurait pu s'inspirer Pfizer qui vient d'augment de 20% le prix de son vaccin… ! Dès lors, l'utilisation du soluté hydroalcoolique, baptisé SHA, s'est répandue chez les soignants comme une coulée de lave, leur évitant de rechercher un point d'eau pour accomplir leurs multiples ablutions quotidiennes. Mais pour être efficace, la technique se doit d'être irréprochable.

Or il existe un test infaillible, bien connu des professionnels de santé, qui utilise la « boite à coucou ». Sous ce drôle de nom, se cache un gros caisson ressemblant à un radar de chantier, doté d'une lampe à ultraviolets et percé de deux trous pour passer les bras. Un système optique complète l'ensemble en permettant de voir à l'intérieur de la machine. L'exercice consiste alors à se frictionner les mains avec un produit similaire au SHA contenant une substance fluorescente. On met ensuite les mains dans la boite et la lumière noire du caisson dévoile les zones où le gel a été appliqué correctement, tandis que les parties qui restent sombres n'ont pas été imprégnées. Les microbes y sont toujours cachés et nous font « coucou ! ».

Cette méthode a l'avantage d'être à la fois très pédagogique et totalement ludique. Le caisson est léger, ce qui le rend facilement transportable pour illustrer la démonstration de la bonne technique pour un nettoyage efficace. On pourrait ainsi installer temporairement ces boites dans les structures hospitalières, les maisons médicalisées, les

EHPAD, les établissements scolaires… et les vaccinodromes. Cela constituerait un excellent moyen de sensibiliser le grand public à l'hygiène des mains, laquelle représente certainement la méthode la plus performante pour faire barrage à la contamination virale interhumaine.

En effet, il est assez absurde et inopérant d'imposer la vaccination tous azimuts et de négliger dans le même temps les gestes barrières. La première protège les individus et ne devrait concerner que les personnes à risque. Les seconds évitent la diffusion du virus et éteignent la pandémie. Je suis nettement moins inquiet d'être en contact avec un non vacciné aux mains propres et portant un masque que lorsqu'un vacciné s'approche de moi, son pass sanitaire à la main mais sans aucun respect des gestes barrières.

Finalement, en matière de mesures sanitaires, on marche sur la tête. Il est regrettable que les méthodes si efficaces contre la Covid de 2003 n'aient pas été reconduites en 2020. Des conditions d'hygiène extrêmement strictes avaient été instaurées à l'époque dans de nombreux pays : interdiction de cracher, port de masque sanitaire, obligation de se laver souvent les mains, de passer sur des paillassons désinfectés avant d'entrer, et ce quel que soit l'endroit. Et une véritable quarantaine sans permission de sortie quotidienne. Tout cela avait enrayé l'épidémie en quelques semaines avec moins de 800 décès sur la totalité de la planète… et sans aucun vaccin !

Ainsi, au lieu de gaspiller nos impôts dans une propagande audiovisuelle en faveur de la vaccination, publicité bien inutile depuis l'invention du sauf-conduit obligatoire, n'aurait-il pas mieux valu expliquer, images à l'appui, de façon simple et didactique les trois principaux gestes à connaitre et à pratiquer en permanence ?

La pose du masque jusqu'à la racine du nez, sous les lunettes, et recouvrant de façon étanche le menton, à changer régulièrement.

La distance physique, et non pas la distanciation sociale qui ne veut rien dire et revêt une connotation sectaire déplaisante, que l'on mesure très simplement en mettant les deux bras à l'horizontale comme dans les rangs des militaires.

Quant au lavage des mains, on doit cesser de le bâcler avec une goutte de SHA dans la paume de la main, trois petits tours et puis s'en va. Car il faut bien se l'avouer, ça ou rien, c'est pareil ! Alors, voici en résumé les six étapes incontournables d'un nettoyage efficace des petites mimines : d'abord paume sur paume, puis paume sur dos de l'autre main, puis doigts entrecroisés, puis bout des doigts sur l'autre paume, puis autour des pouces et enfin autour des poignets, l'ensemble nécessitant une grosse noisette de désinfectant et environ trente secondes. Cela fera de vous des champions de la « boite à coucou »... et surtout des adversaires actifs de la diffusion infectieuse !

L'effet nocebo
(octobre 2021)

J'ai été très énervé, voici quelques jours, par un éditorialiste d'une station de radio nationale qui déclarait sans vergogne que les contrecoups pénibles des vaccins contre la Covid 19 n'étaient qu'une manifestation de l'effet nocebo. Ce terme qui, contrairement aux apparences, n'est pas d'origine japonaise mais latine, a été introduit en 1961 par un certain Walter Kennedy, médecin américain, par opposition au placebo, vocable proposé quelques années auparavant par son collègue Beecher. Grosso modo, nocebo signifie : « C'est dans la tête, bande de totoches, circulez, y'a rien à voir ». Toute une expression résumée en un mot de trois syllabes !

Cela fait donc exactement un demi-siècle que l'industrie pharmaceutique s'est emparée simultanément des deux antonymes pour servir ses intérêts. D'un côté, lorsque certaines médecines complémentaires, comme l'homéopathie, deviennent trop populaires à son goût en risquant de nuire à ses intérêts financiers, Big Pharma obtient leur interdiction en les qualifiant de vulgaires placebos. Parallèlement, le consortium pharmaceutique n'hésite pas à censurer les déclarations de pharmacovigilance à l'encontre de ses produits en évoquant cette fois l'effet nocebo. Les innombrables victimes du nouveau Levothyrox® ne remercieront jamais assez ce cartel d'avoir enfin trouvé une explication aussi psychanalytique que convaincante à leur souffrance.

Ainsi, les rares personnes ayant osé franchir le pas de la déclaration d'évènement indésirable, puis s'étant courageusement lancées dans le parcours du combattant signaleur, avant de passer enfin le poteau d'arrivée de l'épreuve, doivent en outre supporter les quolibets du corps médical et les critiques médiatiques.

Cependant, en matière d'évènements secondaires indésirables, il convient de rappeler quelques éléments basiques donnant à réfléchir. Sachez d'abord que, pour des raisons d'éthique et de sécurité, les nouveaux médicaments ne sont pas expérimentés chez les enfants, les femmes enceintes et les personnes âgées dans les essais de la phase 3, celle dédiée à l'expérimentation humaine. On se base ultérieurement sur les observations empiriques de prescriptions fortuites ou sur quelques études très ciblées réalisées dans une poignée de services hospitaliers pour en extrapoler la probabilité d'une tolérance ou d'une toxicité dans l'ensemble de ces populations fragiles.

De plus, un nouveau produit de santé est toujours testé isolément puis contre placebo en double aveugle, mais bien sûr jamais en association avec d'autres molécules pharmacologiques. Or, dans la vraie vie, les patients associent souvent plusieurs thérapeutiques, surtout quand ils avancent en âge. Ils sont alors contraints d'expérimenter eux-mêmes, comme des cobayes de laboratoires, les interactions potentielles. D'autant que les vérifications préalables de l'innocuité espérée ne se font que… sur des volontaires sains !

Par ailleurs, si l'on étudie un nouveau médicament à visée curative, c'est-à-dire destiné à guérir des malades, on peut admettre la survenue de cas d'intolérance au produit.

Spécialement lorsque la pathologie concernée présente une relative sévérité comme les affections cardio-vasculaires, neurodégénératives ou cancéreuses pour lesquelles seul compte le rapport bénéfice/risque.

Mais quand il s'agit d'un traitement à visée préventive que l'on donne à des gens bien portants pour qu'ils le restent, tel un vaccin par exemple, la simple perspective de déclencher des conséquences néfastes devient intolérable. Ce risque s'avère même prégnant s'il s'agit de technologies nouvelles, insuffisamment explorées, pratiquées d'emblée à grande échelle, et accompagnées dans certains pays comme le nôtre d'une obligation pénale et de contrôles policiers.

Et que dire des experts et des politiques qui se relaient pour humilier les victimes collatérales en étiquetant, avec dédain, leurs symptômes de « psychosomatiques ». On a trop connu par le passé de telles situations où les autorités sanitaires et les pouvoirs publics refusaient d'admettre que des toxiques puissent produire leurs conséquences délétères de manière tardive, parfois des années plus tard. On pourrait ainsi citer des médicaments comme la Thalidomide, le Glifanan, le Médiator ou des métaux comme l'amiante, le plomb ou le cuivre, interdits après des décennies d'atermoiements. Tout en laissant le mercure et l'aluminium continuer de polluer la majorité de nos nombreux vaccins obligatoires.

Pourtant, suite à la multiplication des scandales sanitaires dans notre pays, l'État a décidé en 1993 la création de l'Agence Nationale de Sécurité du Médicament et des produits de santé (ANSM), assistée par un réseau de 31 centres régionaux de pharmacovigilance (CRPV). Ce système s'intègre dans l'organisation à l'échelle européenne de la pharmacovigilance. Les patients souhaitant déclarer un effet indésirable ont le choix entre deux options. La plus aléatoire consiste pour la victime de l'EIM à s'adresser à son Centre Régional de Pharmacovigilance dont elle trouvera les coordonnées sur le site de l'ANSM. L'autre alternative, certainement plus simple à défaut d'être toujours efficace, est de passer par le prescripteur du produit suspecté ou par le pharmacien en ayant assuré la délivrance. Ces professionnels de santé ont théoriquement l'obligation de remplir le dossier déclaratif et d'en suivre le cursus… S'ils en ont le temps !

Avec ce chemin semé d'embuches, on comprend mieux le faible taux d'enregistrement final sur l'ensemble des évènements iatrogéniques réellement vécus par les soignés et les vaccinés. Les études les plus optimistes annoncent 10%, les plus réalistes se contentent de 1%, ce qui est ridiculement faible et profondément regrettable sur le plan de la santé publique.

J'ai, pour ma part, vainement tenté de signaler à mon CRPV la fatigabilité anormale ressentie pendant de nombreuses semaines après ma deuxième dose de Pfizer. J'attends toujours qu'on daigne me répondre. Ne serait-ce que pour m'opposer une nouvelle fois le très commode effet nocebo.

Numerus sclerosus
(novembre 2021)

On dit souvent des technocrates qu'ils possèdent un esprit pointu. Cependant, cela tient parfois plus du casque à pointe que de l'intelligence acérée. L'une des conséquences sanitaires les plus regrettables de leur inconséquence est sans contestation le *numerus clausus*. Même sans avoir appris le latin à l'école, tout-le-monde sait aujourd'hui que cette expression désigne le « nombre fermé » de places accessibles en seconde année de médecine à l'échelon national. Et ce n'est pas tant son invention au début des années soixante-dix qui pose problème, mais son maintien, voire sa réduction, malgré une croissance notable de la population française…

Petit calcul niveau entrée au collège. Sachant qu'en 1971, le premier numerus clausus était fixé à 8.600, pour une population française d'environ 51 millions d'habitants, quel chiffre aurait-il dû atteindre pour une population actuelle de 67 millions de compatriotes ? Celles et ceux qui, en appliquant une bête règle de trois, ont répondu un peu facilement 11.300 ont tout faux et n'auraient jamais pu entrer à l'ENA. En effet, la bonne réponse, selon nos têtes pensantes, stagnait encore il y a deux ans, à un peu plus de 8.000 futurs carabins. C'est-à-dire nettement en dessous de la quantité de places disponibles un demi-siècle auparavant. Pire, ce chiffre a même été abaissé à 3.500 dans les années quatre-vingt-dix !

Comment nos édiles ont-ils pu bloquer aussi longtemps le quota de réussite au concours au point d'en faire un véritable *numerus sclerosus* ? Pourtant chaque année les malades, plus ou moins patients, en mesuraient les effets délétères : désertification des campagnes, puis des petites villes, avec obligation pour un tiers des Français d'effectuer des parcours de trois-quarts d'heure en voiture pour consulter un généraliste ; fermeture des lits, puis des hôpitaux et des maternités de province, imposant aux parturientes d'accoucher à des dizaines de kilomètres ; disparition des pharmacies périphériques en raison de celle des cabinets médicaux. Chaque année, des signaux d'alerte étaient envoyés par les maires des communes rurales aux parlementaires mais restaient lettres mortes. À chaque élection présidentielle, les candidats inscrivaient prioritairement dans leur programme la suppression de ce concours hypersélectif et s'empressaient d'oublier leurs engagements une fois le scrutin clos et les urnes vidées. Après tout, les promesses n'engagent que ceux qui y croient.

En plus, le drame n'est pas seulement quantitatif, mais également qualitatif. La sélection s'opère sur la capacité des candidats médecins à résoudre des équations du second degré et leur aptitude à manier le test statistique du chi carré. On a ainsi formé pendant des décennies des ingénieurs en santé publique en laissant définitivement sur le carreau des étudiants qui auraient pu faire d'excellents soignants dévoués et empathiques. Et que dire des contingents de médecins étrangers qui bénéficient dans leur pays d'une sélection probablement moins draconienne que la nôtre et usent des conventions européennes pour s'enrichir de notre pénurie, certains n'hésitant pas à s'organiser en réseaux pour mieux profiter des aides consenties par les mairies. Comment s'étonner du manque d'intérêt des lauréats du concours pour la médecine générale quand des mandarins arrogants leur ont seriné pendant toutes leurs études hospitalo-centrées que les omnipraticiens représentaient un ramassis d'ignorants mal payés et corvéables à merci. Juste capables d'être les référents des spécialistes… ou plutôt leurs déférents.

Si bien que les jeunes émoulus des facultés de médecine se sont rapidement détournés de ce métier à la fois sacerdotal et passionnant que j'ai pratiqué pendant quarante années. J'ai vu mes confrères prolonger leur activité jusqu'à un âge avancé pour ne pas abandonner leurs patients faute de successeur. J'ai moi-même mis plus d'une année à trouver un repreneur alors que j'offrais tout, jusqu'à mon matériel dont certains appareils encore sous garantie… Alors les idées les plus farfelues ont commencé à mijoter sous le casque de nos bureaucrates. Pourquoi ne pas faire appel aux vétérinaires ? Après tout, ils utilisent les mêmes médicaments, parfois homéopathiques, que la médecine humaine et leurs vaccins sont moins dangereux car ils ne contiennent pas d'aluminium. Mais les vétos ont mis leur véto, jugeant le salaire des toubibs bien trop bas. On a donc créé des infirmiers en pratique avancée pour renouveler les ordonnances. Du coup, comme ceux-ci n'avaient plus le temps de faire les vaccinations, on s'est adressé aux pharmaciens pour les remplacer côté seringue en les formant rapidement à piquer dans des morceaux de viande. Dans le même temps, on a autorisé les kinés et les orthophonistes à se faire leurs propres prescriptions. Cependant, la majorité de ces professionnels de santé rechignant à crapahuter dans la France profonde pour exercer leur nouvel art, un Shadok a soudain pondu l'idée géniale : la cabine de téléconsultation ! On fait « Aaaahhh » devant la webcam, on se pose le stétho sur le sein gauche, on s'introduit le bidule dans l'orifice adéquat et la carte bancaire dans le truc à fente. Quelques jours plus tard on reçoit ses médicaments parachutés par un drone de l'Aéropostale. On n'arrête pas le progrès, vous dis-je. Sauf que dans beaucoup de nos campagnes, on ne reçoit toujours pas le téléphone. Alors pour la fibre optique, on entre carrément dans le délire onirique le plus paranoïaque.

J'entends d'ici des voix s'élever contre ce tableau cataclysmique en m'objectant que le *numerus clausus* vient d'être supprimé par l'actuel gouvernement. Je rétorquerai d'une part qu'il faut aujourd'hui dix ans pour former un médecin généraliste, et, d'autre part, que rien n'a été supprimé mais simplement transféré aux villes de faculté qui fixeront désormais leurs propres quotas selon leur capacité d'accueil. Ce qui ne changera pas grand-chose à la situation actuelle, sauf à l'aggraver encore un peu. Malgré tout, que l'on se rassure. Il existe de nombreuses solutions à la désertification médicale. À condition que nos énarques daignent un jour écouter les médecins de terrain un tantinet expérimentés…

Nous aurait-on menti ?
(décembre 2021)

Les chiffres parlent d'eux-mêmes. Ils sont proprement sidérants. Selon le rapport annuel d'analyse de l'activité hospitalière[1], les patients COVID ont représenté à peine 2% de l'ensemble des patients hospitalisés au cours de l'année 2020 et seulement 5% de l'ensemble des patients pris en charge en service de soins critiques. Tout-le-monde est tombé des nues ! Depuis près de deux ans, nous sommes paniqués, confinés, opprimés, déprimés, ruinés, privés de liberté, passe-sanitarisés pour finalement être vaccinés de force. Et tout cela pour rien ou presque… La prétendue saturation des lits de réanimation par les victimes du coronavirus n'était qu'une fake-news. Un coup monté par les laboratoires pour fourguer leurs produits. Avec la complicité copieusement rémunérée de quelques experts, parfois autoproclamés, plus préoccupés de mettre le pied sur les plateaux de télévision que la main à la pâte.

Bien sûr, plusieurs détails avaient semé le doute chez les plus suspicieux d'entre nous. J'avais fait part de mes interrogations légitimes dans une chronique parue au début de l'année 2021 sous le titre « Vous avez dit bizarre ? ». J'y énumérais plusieurs faits pour le moins surprenants. Je m'étonnais en particulier de l'extrême sensibilité des tests de dépistage engendrant à tort des milliers de faux positifs et de diagnostics abusifs de Covid. Je m'inquiétais de l'interdiction formelle d'effectuer des examens post-mortem pour confirmer le lien réel entre les décès étiquetés « Covid » et le Coronavirus. Je m'avouais surpris de découvrir que, depuis un an, on n'avait recensé dans notre pays aucun trépas par grippe ou toute autre infection et que le nombre annuel global de morts en France était resté en 2020 identique à celui des années précédentes.

Je n'accuse personne d'avoir volontairement cherché à truquer les chiffres. Mais ce rapport, aussi officiel qu'incontestable, jette un énorme pavé dans la mare aux canards. D'ailleurs ceux-ci sont restés étrangement muets sur ce scandale et rares sont les médias qui ont osé en parler sur les ondes ou dans leurs journaux. Il faut dire qu'ils ont été les premiers à diffuser les chiffres alarmants et que la crise sanitaire a quand même bien fait augmenter leurs tirages. On peut donc imaginer qu'ils aient aujourd'hui quelques difficultés à reconnaitre qu'on nous bassine depuis des mois avec des statistiques erronées.

Mais le pire est à venir ! En haut de la page sept, une phrase, écrite en bleu et en gros caractères, interpelle à nouveau : « 2% des personnes âgées de 80 ans et plus ont été hospitalisées pour COVID en 2020 ». Tout esprit un tant soit peu cartésien en déduira que 98% de nos compatriotes âgés ne sont donc pas passés par la case hôpital. On rappellera qu'aucun vaccin contre cette maladie n'a été effectué en France avant 2021 et que la vaccination complète protège à 90% des formes graves. Du moins au tout début…. Dès lors, deux conclusions, aussi singulières l'une que l'autre, peuvent s'imposer. La première, assez cynique, laisse à penser que les seniors étaient mieux protégés quand le vaccin n'existait pas encore ! La seconde, tout-à-fait sordide et probablement plus conforme à la réalité, consiste à reconnaitre qu'en France on répugne à hospitaliser les plus de 80 ans… J'ai suffisamment exercé la gériatrie tant en ambulatoire qu'en Ehpad pour affirmer haut et fort que la première question que pose un urgentiste ou un médecin régulateur quand on lui adresse quelqu'un, c'est « quel âge ? ». Lorsque le chiffre avoué s'avère si avancé qu'il en devient canonique, la réponse embarrassée ne tarde pas à fuser : « Désolé, plus de place ! ».

Donc s'il y a eu aussi peu de personnes de plus de 80 ans hospitalisées, c'est simplement parce qu'en haut lieu, on a fixé un plafond de verre, ou plutôt en l'occurrence un âge de cristal au-delà duquel on n'hospitalise plus. Et les mandarins pourront toujours pousser des cris d'orfraie et jurer leurs grands dieux, c'est la triste réalité. D'ailleurs le même rapport, décidément source intarissable de nouvelles ahurissantes, nous livre une autre information en page 9 cette fois. La moitié des personnes âgées de 85 ans et plus ayant été hospitalisées en réanimation, y sont décédées. Il fallait donc être aux portes de la mort pour passer celles des urgences… Tous les autres ont été invités à rester confinés chez eux ou cloitrés dans leur institution. Cela a abouti au fameux triptyque des 3 D imposés à tous nos anciens : Domicile, Doliprane, Décès. Toute tentative thérapeutique émanant d'un confrère à la fois consciencieux et inconscient était interdite et sévèrement punie. La moindre ordonnance d'hydroxychloroquine associée ou non à l'azithromycine, inspirée par l'inénarrable gourou marseillais, entrainait pour son auteur une sanction disciplinaire. L'Ordre a mis de l'ordre… à sa façon !

Ce rapport national montre clairement que les chiffres de personnes âgées en réanimation pour cause de Covid ont été, pour le moins, exagérés par les hauts responsables.

Et le spectre du débordement de la capacité hospitalière est apparu d'autant plus renforcé que les mêmes ont encore supprimé en 2020 la bagatelle de 5.700 lits d'hôpitaux… En pleine crise sanitaire !

Nous aurait-on délibérément menti pour nous paniquer et nous pousser à nous faire vacciner ? On pourrait être tenté de le croire. Surtout que notre gouvernement a acheté en décembre 2020 pas moins de 200 millions de doses vaccinales. Dans un pays de 67 millions d'âmes, cela fait exactement 3 doses par habitant, quel que soit son âge. On y arrive… Comme il n'est pas de bon ton de gaspiller les deniers publics, il est évident que nous devrons écouler le stock avant péremption. Quoiqu'il nous en coûte.

Mais le point, me semble-t-il, le plus important de ce rapport porte sur les causes de mortalité et je suis assez stupéfait que personne n'en ait parlé. Plus de la moitié des victimes décédées de la Covid étaient dénutries et carencées. Voilà où nous en sommes arrivés à force de paupériser nos séniors. Ils ne peuvent même plus s'alimenter correctement en protéines et en deviennent incapables de se défendre contre les infections. J'en ferai le sujet de ma prochaine chronique, mais en attendant mangez des protides et supplémentez-vous quotidiennement en vitamine D. Les chiffres parlent d'eux-mêmes…

1 Rapport téléchargeable avec ce QR-code

Obèse et dénutri
(janvier 2022)

Le profane aura probablement, de prime abord, quelques difficultés à le concevoir. Pourtant, ce n'est ni une forme d'oxymore, ni une alliance de mots antinomiques. On peut parfaitement être l'un et l'autre. Et en même temps, selon l'expression en vogue. L'obèse présente un excès de masse grasse et le dénutri, un défaut de masse maigre. Le premier développe ses cellules adipeuses tandis que le second voit disparaitre ses fibres musculaires. Tout cela reste parfaitement compatible avec le grand principe de Lavoisier selon lequel « rien ne se perd, rien ne se crée, tout se transforme ». Malheureusement, cet état aura été responsable de la majorité des morts de la Covid. Explications…

Nous sommes en plein hiver. Il fait un froid glacial et votre chauffage électrique vient de vous être coupé, faute d'avoir pu régler votre facture trop onéreuse. Vous décidez de faire du feu dans la cheminée. Logiquement, vous commencez par brûler les trois bûches placées sous l'âtre. Disons que ce sont vos réserves de sucre qu'on appellera glycogène. En moins d'une heure, le foyer commence à s'éteindre et la température s'abaisse. L'hypoglycémie menace et vous vous précipitez dehors pour chercher d'autres rondins soigneusement stockés à l'abri, tels des dépôts de graisses qu'on nommera lipides. Au bout de quelques jours, le tas de bois s'est tellement réduit que vous n'avez plus que la peau de chagrin sur les os. Vous n'avez guère d'autre choix que de débiter l'armoire lorraine et la vieille commode de votre grand-mère pour entretenir la flamme sacrée. Cette fois, vous venez de sacrifier vos protéines...

Le problème des personnes âgées, c'est que quand elles tombent malades, leurs besoins caloriques augmentent considérablement et elles s'attaquent d'emblée au mobilier de la maison et aux poutres du toit. Ce qui correspond aux protéines circulantes et aux muscles. Un phénomène que l'on désigne sous le nom poétique de dénutrition protéino-énergétique. Ainsi, on se dénutrit parce qu'on utilise, pour faire de l'énergie, des constituants du corps normalement prévus pour des choses beaucoup plus importantes. Jugez plutôt...

L'essentiel de nos protéines corporelles se situent dans nos muscles et la matrice de nos os. Mais les 2% qui n'en font pas partie sont vitales pour notre bon fonctionnement. Vous les connaissez, leur nom se termine par « ine » comme « proté-ine ». Certaines sont dans le sang où leur rapide disparition va avoir des conséquences dramatiques. Destruction des gammaglobulines = déficit des anticorps, surinfections explosives et inefficacité des vaccins ; dissolution de l'hémoglobine = oxygénation irréalisable des tissus ; raréfaction de l'albumine = impossibilité de transporter les médicaments sur leur site d'action. S'y ajoute l'incapacité à fabriquer les hormones et les neurotransmetteurs indispensables. Eh oui, ce sont aussi des protéines !

On comprend mieux pourquoi la Covid a atteint préférentiellement les plus de 80 ans en provoquant des infections respiratoires incontrôlables et des asphyxies mortelles. Tout simplement parce que c'est dans cette tranche d'âge que l'on déplore le plus de personnes dénutries. D'après le rapport annuel 2020 d'analyse de l'activité hospitalière, que je vous ai présenté dans ma précédente chronique, les deux tiers des malades décédés du Covid étaient carencés. Comment a-t-on pu ne pas s'en prémunir ? Pourquoi a-t-on obligé à se faire vacciner des personnes dans l'impossibilité de fabriquer des anticorps ? Et une fois que l'on s'est rendu compte de la situation, on a persisté à vouloir corriger la dénutrition en gavant les mourants de compléments nutritionnels qualifiés abusivement d'hyperprotéinés ! Pourtant, un simple regard à leur composition dévoile la supercherie... 70% d'eau, beaucoup de sucre et quelques protéines de lait de vache que l'on nous vend à prix d'or. Au lieu de rembourser en intégralité ces succédanés, l'État ne devrait-il pas mieux aider financièrement les plus démunis, qui sont aussi les plus dénutris, par la création d'un « chèque protéines » ? À utiliser préférentiellement en poissonnerie, boucherie ou fromagerie, car on rencontre assez peu de végans chez nos seniors et les végétariens le sont plus par obligation que par conviction.

Comment lutter contre cette dénutrition si délétère ? Son repérage se pratique habituellement, surtout en Ehpad, par la surveillance du poids. On sonne l'alarme pour toute perte de 5% du poids corporel en un mois. Or c'est là qu'on assiste au principal paradoxe de cette pathologie qui, si elle fait maigrir à la longue, peut aussi provoquer une prise de poids, surtout dans les premiers temps, en raison des œdèmes dus à la baisse du taux d'albumine dans les vaisseaux sanguins. Ce phénomène va même s'aggraver si, faute de protéines préférentiellement animales, l'apport calorique se reporte sur les sucres rapides et les graisses saturées. On parle alors de malnutrition et voilà la raison de l'hospitalisation de nombreux patients obèses et dénutris lors de la pandémie. Pourtant il existe un autre moyen de dépistage, simple et bien connu, mais insuffisamment utilisé, qui consiste à doser le taux d'albumine dans le sang. Un chiffre descendant sous la ligne de flottaison des 35g/l doit alerter et faire aussitôt mettre le couvert en criant « À table ! ».

En effet, la meilleure façon, tant en établissement sanitaire qu'en institution, de s'opposer à la spirale mortelle de la dénutrition, passe par le contenu de l'assiette. La ration nécessaire et suffisante pour se mettre à l'abri de toute déficience est simplissime à retenir : 1 gramme de protéine par kilo de poids de corps et par jour. Tout en sachant que le blanc d'œuf est de l'albumine pure mais qu'il faut multiplier le chiffre obtenu par 2 pour calculer les portions de viande ou de poisson, lesquelles sont composées à moitié d'eau.

Pour finir, voici quelques astuces pour éviter de jeter à la poubelle le steak haché du papy ou le filet de poisson de la mamie : les proposer en tout début de repas à la place des entrées, et les saupoudrer de sucre en poudre ou les accompagner de ketchup pour flatter les dernières papilles qui font de la résistance. Ne pas hésiter à enrichir la sacro-sainte soupe avec de la crème de gruyère ou de la poudre de blanc d'œuf. Et surtout ne pas se précipiter vers les compléments nutritionnels dès qu'on voit une moue apparaitre devant le plat principal, comme un gosse à qui ont offrirait une crème au chocolat lorsqu'il fait son caprice.

Avec, bien sûr, tout le respect que nous devons à nos Ainés…

Haro sur les non-vaccinés
(février 2022)

Que Monsieur le Président ait « très envie d'emmerder les non-vaccinés » ne me concerne pas dans le cadre de cette chronique. Qu'il veuille éradiquer ces « sous-citoyens irresponsables » ne me regarde pas plus. Que ses serviles courtisans, ses ministres, ses parlementaires, ses « experts scientifiques », ses médias, lui emboitent le pas, m'indiffère totalement. Mais que des médecins, suffisamment déclinants au point d'en oublier leur serment d'Hippocrate, prennent la parole pour suggérer qu'on ne les soigne pas s'ils venaient à faire une forme grave de Covid, me fait sortir de mes gonds. Quelques commentaires s'imposent...

Il convient d'abord de ne pas confondre « antivax » et « non-vaccinés ». Les premiers refusent en bloc toute vaccination pour des raisons qui sont les leurs et que je n'ai pas à juger. D'après l'INPES, ils représentent à peine 2,4% de notre population globale. Alors intéressons-nous un peu aux seconds. Selon les chiffres annoncés à la mi-janvier 2022, au moment où je rédige ces lignes, par la Direction Générale de la Santé, il resterait un peu plus de cinq millions de personnes de plus de 12 ans à vacciner. Parmi elles, le plus gros contingent des « non-vaccinés », plus d'un million de sujets, est fourni par les adolescents... chez lesquels le rapport bénéfice/risque de la vaccination semble particulièrement défavorable. L'autre gros bataillon, également plus d'un million de compatriotes, est représenté par les personnes de 65 ans et plus… qui ne risquent pas d'encombrer nos services de réanimation vu qu'elles n'ont plus le droit d'y être admises à partir d'un certain âge ! Sans oublier l'immense troupe inaccessible des habitants de zones rurales aussi désertes en soignants que le Sahara, et où l'on croit qu'un vaccinodrome est une enceinte où les sportifs tournent en rond. Par conséquent, les non-vaccinés sont pour la plupart des personnes que l'on ne doit pas ou que l'on ne peut pas vacciner pour des raisons indépendantes de leur volonté. Le leur reprocher frôle donc l'inconvenance…

Ensuite, je trouve assez gonflé d'interdire aux non-vaccinés l'accès aux services de soins critiques au prétexte qu'ils l'ont bien cherché… Dans ce cas il faut faire pareil avec ceux qui fument, ceux qui picolent, ceux qui abusent des drogues, ceux qui bouffent comme quatre, ceux qui ne font pas un poil d'activité physique, ceux qui conduisent comme des malades, ceux qui… Mais non, ce n'est pas possible ! On n'aurait plus personne à hospitaliser, plus d'interventions à déprogrammer, plus d'excuse pour refuser les non-vaccinés.

Alors, y-a-t-il une solution pour sortir de l'ornière ? Eh bien oui. Elle parait pourtant simple et efficace. Au point que même certains de nos voisins Européens l'ont déjà mise en application. Elle s'appelle « obligation vaccinale ». T'es pas à jour ? Crac ! Le PV, l'amende, la prune. On pourrait même t'enlever des points pour mauvaise conduite citoyenne. Cela se pratique couramment en Chine, une démocratie un peu comparable à la nôtre. Et puis on est quand même le champion du monde en la matière. Le recordman absolu toutes catégories avec nos onze vaccins obligatoires dans les petites cuisses potelées de nos nourrissons. Tandis que la quasi-totalité des autres pays de la planète imposent juste une ou deux vaccinations. Et le plus souvent aucune !

Au lieu de cela, on nous a inventé le « pass vaccinal ». Un truc lâche et hypocrite auquel personne d'autre n'avait pensé. Il faut dire que nous sommes les seuls à avoir l'ENA, cette formidable fabrique de technocrates que l'univers nous convoite. Sauf que nous sommes perdants dans cette histoire. En réinventant sous l'Occupation pandémique un *ausweis* de triste mémoire, nous avons tous les inconvénients de la coercition sans les avantages. On ne peut plus rien faire, ni aller nulle part sans le précieux sésame. Les forces de l'Ordre peuvent nous traquer dans nos repères les plus cachés. Les responsables de bars, restaurants, discothèques et autres salles de spectacles doivent, sous peine de sanction, se transformer en collaborateurs zélés du Pouvoir en place. Mais attention ! En l'absence de loi imposant un vaccin, tous ceux qui le font sont considérés comme volontaires. Cela signifie exonération complète et définitive de toute responsabilité de l'État en cas d'effet indésirable, voire d'accident grave ou mortel.

Quant à une potentielle indemnisation, inutile d'y songer un seul instant. Je l'ai vécu personnellement en tant que vaccinateur. J'ai injecté en août 1999 à un jeune homme un rappel du vaccin contre l'hépatite B. Celui-ci s'inscrivait à l'époque dans un schéma de trois injections et d'un rappel systématique un an plus tard. Les premières injections, pratiquées par un confrère, avait été effectuées dans le cadre de la campagne nationale, arrêtée brutalement par le Ministre de la Santé quelques mois auparavant en raison du risque présumé de déclenchement de scléroses en plaques. Pathologie que le gamin présenta malencontreusement quelques semaines plus tard, ce qui amena ses parents à porter plainte contre moi « pour lui avoir injecté la mort » comme l'avait titré à l'époque le quotidien régional. Bien que le lien de cause à effet soit évident et accepté par tous les experts consultés, le plaignant a été débouté en première instance et en Appel. Sur l'unique argument qu'au moment du rappel incriminé, l'obligation vaccinale venait d'être levée par le Gouvernement.

Cette anecdote sordide a de quoi inquiéter tous les vaccinés, lesquels ne bénéficient actuellement d'aucune protection sociale. Surtout s'ils ont fait appel à des professionnels de santé libéraux, singulièrement ceux qui n'ont pas habituellement vocation à seringuer leurs clients... comme les pharmaciens dont les contrats en responsabilité civile professionnelle n'incluent pas nécessairement l'injection de produits expérimentaux. Cela permet de mieux comprendre leur peu d'empressement à assurer la vaccinovigilance, synonyme en l'occurrence d'auto-dénonciation, et à consigner les éventuels effets secondaires de ces nouvelles technologies d'immunisation.

Un petit clin d'œil pour finir. En raison du caractère très transitoire de la protection vaccinale nécessitant une nouvelle injection tous les trois mois, les gentils qui auront reçu, comme moi, leur série complète d'injections, et les infâmes « non-vaccinés », seront tous, à la date des élections présidentielles d'ici quelques semaines, au même niveau d'immunité envers le coronavirus... À peu près zéro !

Droit de légitime défiance
(mars 2022)

Il était une fois, dans le merveilleux Royaume d'Angleterre, un médecin de campagne qui s'appelait Edward Jenner. En l'an 1796, il effectua une expérience singulière. Il ponctionna un peu de liquide dans une pustule de « vaccine », maladie bovine faisant éclore sur les mains des gens de ferme chargés de la traite des vaches, des lésions similaires à celles de la variole. Laquelle, en ces temps lointains, provoquait de terribles épidémies, tuant ou défigurant des populations entières. Le brave Edward déposa son prélèvement sur la peau, préalablement scarifiée, d'un jeune homme téméraire servant de cobaye. Celui-ci, confronté un peu plus tard à celle qu'on dénommait aussi petite vérole, en sortit indemne. L'intuition de Jenner était confirmée, la vaccine immunisait bien contre la variole. Cette première « vaccination » eut un succès retentissant sur la planète et sauva des millions de vies. Le modeste médecin devint immensément riche. Il épousa une princesse, vécut heureux et eut beaucoup d'enf... Non, là je commence à déraper !

En réalité, d'après les épidémiologistes, l'éradication des grandes épidémies serait plutôt due à la potabilité de l'eau, l'amélioration des apports nutritionnels et les progrès de l'hygiène. De plus, avant l'arrivée de Big Pharma et de ses financiers, toutes les découvertes scientifiques étaient généreusement partagées entres les humains et ne rapportaient pas le moindre subside à leurs auteurs.

Pourtant l'histoire vaccinale avait bien commencé... Administrer à quelqu'un un poison atténué pour le protéger des dégâts de la maladie originelle, c'est le principe même de l'homéopathie. Utiliser un produit environnemental sans aucun bidouillage, ni la moindre adjonction toxique, correspondait à la philosophie de la médecine naturelle. Et puis les premières vaccinations ne s'attaquaient qu'aux « pestes » de sinistre réputation comme la variole, le typhus, le choléra, la tuberculose, le tétanos, la diphtérie ou la poliomyélite. Au début, l'adhésion populaire fut donc intégrale. Malgré les inévitables critiques émanant d'autres chercheurs, jaloux des succès de leurs collègues...

Les choses commencèrent à se gâter avec la découverte, au début des années 60, de la contamination du vaccin antipolio par un virus immatriculé SV40 provenant des cellules de singe utilisées pour la préparation du produit et responsable de plusieurs cancers humains, notamment du cerveau et des os. L'information fut classée secret défense, l'affaire se tassa et les vaccinations reprirent de plus belle. Après tout, le bénéfice effaçait encore le risque encouru.

Cependant, tous ces vaccins ne rapportaient pas suffisamment à l'industrie pharmaceutique qui se lança dans un programme ambitieux : immuniser les Terriens contre tout ce qui bougeait ! Il fallait donc pour cela s'attaquer désormais à des maladies considérées, du moins dans les pays industrialisés, comme parfaitement bénignes.

Pour convaincre les pouvoirs publics et leurs administrés, on initia une tactique infaillible, et toujours en vigueur à ce jour en cas de pandémie, avec ses six étapes : diffusion de statistiques aussi bidonnées qu'alarmantes ; absence ou interdiction de toute thérapeutique efficace ; désinformation par des experts pataugeant dans les conflits d'intérêts ; lancement d'une campagne de vaccination plus ou moins obligatoire ; étouffement des signalements de pharmacovigilance ; et finalement, inscription définitive du vaccin dans les recommandations officielles.

On cibla d'abord la coqueluche. Et crac… On vit apparaitre des encéphalites de suite après la vaccination. « Rien à voir » scandèrent en chœur les fabricants, composant à cette occasion la ritournelle qui les rendra célèbres. Discrètement, ils modifièrent quand même leur vaccin à germe entier en le remplaçant par une version acellulaire qu'ils associèrent d'office au triple vaccin obligatoire, le DTPolio, afin de racketter un peu les parents…

Puis ce fut le scandale de l'hépatite B qui amena le ministre de la Santé à retirer en catastrophe, en raison des graves effets secondaires neurologiques rapportés, l'obligation vaccinale instaurée à peine 4 ans auparavant. Ce qui ne gêna nullement le producteur du venin pour l'imposer à nos nourrissons en le mélangeant sournoisement au pentavalent déjà existant.

On nous rajouta également le ROR en nous affirmant que la rougeole était une maladie terrifiante au fond de l'Afrique et que, par solidarité, il était impératif de protéger les bébés occidentaux. Beaucoup plus difficile à comprendre furent les explications de la présence des valences contre les oreillons et la rubéole dans la même seringue.

Ensuite arrivèrent d'autres vaccins, celui contre 7 puis 13 puis 23 antigènes de pneumocoque, celui contre 2, puis 4, puis 9 types de papillomavirus, sans oublier l'haemophilus influenzae, la grippe et la varicelle. De fait, les consultations postnatales finirent par ressembler à des séances d'acupuncture pédiatrique. Et de fil en aiguille, les parents, sans se transformer vraiment en antivax, devinrent de plus en plus récalcitrants à l'égard de toutes ces injections prétendument conseillées.

C'est alors que le puissant lobby du médicament, avec la complicité de la nouvelle ministre, exigea que l'on transforme les simples recommandations vaccinales en onze vaccins obligatoires. Cela après avoir organisé pendant huit longues années la pénurie du DTPolio afin de contraindre les Français, s'ils voulaient respecter la loi, à accepter l'association à de multiples vaccins facultatifs. En même temps… comme dit l'autre !

On peut donc leur accorder aujourd'hui un droit de légitime défiance, qui ne fera que se renforcer quand ils découvriront les doses faramineuses d'aluminium que ces produits continuent d'accumuler dans les neurones de leur progéniture. Et les conséquences, souvent tardives et potentiellement dramatiques de cet adjuvant, qui, pourtant, pourrait être retiré tout-de-suite sur un simple décret gouvernemental. À condition qu'en haut lieu, la santé publique soit un jour prise en considération …

Mauvaises pratiques
(avril 2022)

Eugénie vit dans un établissement hébergeant des personnes âgées dépendantes, l'un de ces nombreux Ehpad où les choses ne se passent pas trop mal (si, si, il en existe bien plus qu'on ne le pense). Certes les budgets y sont de plus en plus serrés mais le personnel soignant fait quotidiennement son maximum pour que les résidents se sentent le mieux possible dans leur avant-dernière demeure…

Ce matin, l'infirmière lui prend sa tension car le médecin a ajouté depuis quelques jours dans son traitement un second médicament antihypertenseur afin de ramener absolument ses chiffres dans les normes internationales. Eugénie s'allonge sur son lit. Après avoir attendu quelques instants, l'infirmière enroule le brassard, pose son stéthoscope au pli du coude, gonfle puis dégonfle le ballonnet avant de pousser un cri de victoire. Enfin, on y est arrivé ! 12/7… Elle quitte la pièce pour retranscrire la bonne nouvelle dans le dossier informatique. Eugénie se lève un peu trop vite. Un grand vertige la saisit. Un voile noir obscurcit d'un seul coup sa vision. L'octogénaire perd connaissance et chute lourdement sans esquisser le moindre geste de défense.

Vous l'avez probablement deviné. Cette malheureuse Eugénie vient de présenter une hypotension orthostatique. En se mettant debout, le sang est brutalement descendu dans ses jambes sous l'effet de la pesanteur et son cerveau a manqué de carburant pendant quelques secondes. Cela a suffi pour provoquer la syncope fatale. Comme tant d'autres, elle a payé cash une suite d'erreurs, voire de fautes médicales. La première, certainement la plus fréquente, est liée à l'entêtement des médecins à vouloir imposer aux séniors les normes des juniors. Aussi bien pour la pression artérielle que pour les constantes sanguines comme le taux de sucre ou celui du cholestérol. Pour y parvenir, les praticiens utilisent chez les plus âgés les mêmes médicaments aux mêmes posologies que chez les adultes jeunes alors que leurs capacités physiologiques n'ont rien de comparable. Si bien que chaque année, l'hypotension ou l'hypoglycémie provoquent des milliers de chutes chez les personnes âgées tandis que l'iatrogénie, due aux effets secondaires indésirables, en tue plusieurs centaines.

Pourtant, la connaissance de certaines règles, qu'on appelle les bonnes pratiques gérontologiques, permettrait d'éviter la majeure partie de ces drames. Quelques exemples ? La prise de tension doit se faire de temps à autre en position debout. La déshydratation ne se remarque pas au niveau des plis cutanés, nombreux à cet âge, mais plutôt à l'aspect de la langue. Le matin, les œdèmes se recherchent dans la région lombaire et pas sur les pieds. Les fausses routes se dépistent plus facilement à la modification de la voix après déglutition qu'à la toux souvent absente. La sensation de soif ou de fringale n'existent plus chez la personne âgée. Les seules papilles qui font de la résistance au niveau de la langue sont celles du goût sucré d'où l'intérêt de mettre du sucre en poudre sur la viande ou le poisson pour donner envie d'en manger et lutter ainsi contre la dénutrition protéique. Dans le même but, il faut, lors des repas, supprimer l'entrée et commencer d'emblée par le plat protéiné principal. Les escarres débutent le plus souvent au niveau du sacrum et la mise au fauteuil les aggrave considérablement. Mettre une protection dans les paumes des mains augmente fortement la spasticité. Tous les laxatifs modernes doivent être évités sauf les suppositoires effervescents. Les rougeurs des plis disparaissent bien mieux en utilisant un savon alcalin pour la toilette qu'en appliquant des produits antimycosiques. La vitamine D s'avale pure ou avec un peu d'huile sous peine de ne pas être du tout absorbée au niveau intestinal. Un médicament qui doit se prendre à jeun sera mieux digéré au coucher qu'au lever. Le ralentissement de la vitesse de marche constitue le meilleur signe de l'existence d'une fragilité. La surveillance des pieds et la qualité du chaussage permettent d'éviter de tomber. La technique pour se relever d'une chute doit impérativement être enseignée car le fait de rester trop longtemps au sol représente un danger mortel. Le dépistage d'une démence peut se faire en moins de trois minutes par le Codex, un petit exercice de mémoire doublé d'un test de l'horloge. La méconnaissance par les soignants de la grille Aggir prive tous les ans beaucoup de personnes dépendantes de l'allocation personnalisée d'autonomie à laquelle elles ont droit. La prise des pansements gastriques au moment des repas a des conséquences désastreuses chez les sujets âgés. L'arthrose peut nettement s'améliorer en mangeant régulièrement des sardines à l'huile en boite. Tout médicament destiné à soulager la douleur voit son efficacité quasiment doublée si l'on prend en même temps un peu de paracétamol, ce qui permet de diminuer les doses de morphiniques et réduire leurs conséquences délétères…

Cet inventaire à la Prévert ne représente qu'un échantillon de conseils à donner aux professionnels de santé intervenant auprès des personnes âgées, que ce soit à domicile ou en institution. Car si tout-le-monde admet qu'un bambin ne doit pas être pris en charge de manière identique à un adulte, personne ne s'alarme de voir, chez les Anciens, des ordonnances parfois d'une quinzaine de médicaments, sinon plus. Pourtant les grands-parents sont souvent plus fragiles que leurs petits-enfants.

Les soignants doivent savoir en tenir compte et se former à la gériatrie. Cette spécialité n'est encore guère enseignée dans les écoles et les facultés car elle est récente. Son intérêt n'est en effet apparu que depuis ces dernières décennies en raison de l'allongement de la vie et l'afflux de personnes âgées en découlant. Ce phénomène ne fera que s'accentuer dans les années à venir et les gens qui vont s'en occuper devront perdre leurs mauvaises habitudes et leurs pratiques inadaptées au grand âge. Ne serait-ce que par respect intergénérationnel... et souci de bientraitance.

Les fuck-nouilles
(juin 2022)

La Covid-19 a révélé, à l'aube du troisième millénaire, l'installation progressive d'une évidente dichotomie dans la diffusion des informations. D'un côté les médias officiels tels que radio, télé, journaux ou magazines. De l'autre, les réseaux officieux essentiellement véhiculés par Internet. Aux premiers les données théoriquement vérifiées et en principe sourcées, celles qu'affectionnent préférentiellement les personnes un peu plus âgées, se situant plutôt dans la seconde moitié de leur vie. Aux derniers, le buzz, les commentaires spontanés, l'info plus volatile que fondée, le genre qui plait surtout aux jeunes.

Bien sûr, cette frontière n'est pas plus étanche que les autres et l'on passe aisément d'un groupe à l'autre, parfois dans la même journée. Un dirigeant politique souhaitant publier une déclaration pourra opter indifféremment entre l'encart dans la Presse ou le *tweet* à ses *followers*. Au final, son message se retrouvera forcément sur les deux supports. Prétendre que les grands médias transmettent des vraies informations alors que les réseaux colportent de fausses nouvelles représente un non-sens. Pendant la campagne vaccinale contre la Covid, j'ai vu des vérités et des mensonges alternativement véhiculés par les mêmes voies de communication. Un affrontement permanent, une bataille d'égos inégaux, le combat ancestral des Horaces et les

Curiaces ressuscité en celui des voraces contre les coriaces, des pro-vaccins forcenés opposés aux antivax convaincus.

Il est indéniable que les *fake-news* existent. Surtout sur Internet et les réseaux sociaux dont elles constituent presque l'apanage. Elles sont comme les promesses des candidats aux élections, n'engageant que ceux qui les écoutent naïvement. Le mot *fake* ne signifie pas seulement « faux » qui se dit *false* en anglais, mais plus exactement « factice », ce qui inclut la notion d'intentionnalité, de bidonnage volontaire. Les gens qui se contentent de les propager sur les réseaux sociaux peuvent éventuellement faire valoir leur bonne foi et se voir relaxer au bénéfice du doute. Les véritables coupables sont les lanceurs de ces rumeurs trafiquées, celles et ceux qui les fabriquent dans un but toujours inavouable, mais le plus souvent d'instrumentalisation des foules. Malencontreusement, même s'ils sont peu nombreux, on ne les identifie jamais, et combien même on le ferait, quelle sanction leur infligerait-on ? Singulièrement en France, un pays où les juges ont déjà du mal à punir les auteurs d'agression physique…

Je place à l'opposé le cas des responsables politiques, des hauts fonctionnaires ou des professionnels de santé qui répandent délibérément sur les ondes électromagnétiques des messages dont ils n'ignorent pas la connotation mensongère, élaborés en parfaite connaissance de cause et destinés à tromper la population. Pour moi, il s'agit là d'un délit caractérisé aux conséquences parfois criminelles quand il provoque la mort d'innocentes victimes. Je leur attribue le sobriquet de « fuck-nouilles », un néologisme franglais de mon crû que je traduirai de façon édulcorée par « attrape-nigauds ». L'Histoire de notre pays en regorge, tant nos dirigeants sont passés maîtres dans l'art d'embobiner, doux euphémisme, leurs compatriotes. Sans revenir longuement sur quelques épisodes tragiques de scandales sanitaires, je tiens à rappeler ici certaines contre-vérités qui ont ruisselé d'en-haut au cours des dernières décennies. Ainsi, il était approximatif d'annoncer que les nuages atomiques « s'arrêtent aux frontières » … Il était incorrect de prétendre que le drame de l'amiante est juste « une psychose collective » … Il était injuste de qualifier de « simple effet nocebo » les terribles dégâts du Lévothyrox… Il était infondé d'affirmer la « totale innocuité de l'aluminium contenu dans les vaccins » … Il était abusif de faire passer le paracétamol pour « un médicament parfaitement anodin » … Pourtant ces petites phrases ont été prononcées, écrites, enregistrées et conservées avec tant d'autres dans cet immense bêtisier politique qu'on dénomme INA pour Institut National de l'Audiovisuel.

Mais c'est avec la pandémie qu'on a fait exploser les records. Les années 2020 et 2021 ont vu se succéder des « fuck-nouilles » éhontées et proférées sur un ton solennel, voire anxiogène, par les principaux membres du gouvernement. Tout-le-monde a d'abord cru à la véracité des propos officiels. Après tout, n'étions-nous pas « en guerre », selon l'anaphore présidentielle ? Et dans une telle situation, l'heure commandait plus l'union nationale que la contestation de nos chefs. Mais très vite certains discours tendancieux ont éveillé les premiers soupçons. Au moins chez les plus aguerris d'entre nous qui, malgré leur agueusie covidienne, ont perçu comme un arrière-goût de fuck-nouilles…

Comme la façon de communiquer des chiffres explosifs de contamination tandis qu'on imposait aux labos des tests si sensibles qu'ils en devenaient tous faussement positifs ; d'exagérer le nombre de décès étiquetés Covid alors que les vérifications port-mortem étaient interdites et qu'on se contentait d'une simple suspicion ; de déplorer ouvertement la saturation hospitalière quand on a fermé 18.000 lits depuis quatre ans dont 5.700 lors de la première année pandémique ; d'avoir fait croire aux résidents d'Ehpad qu'ils ne seraient pas séquestrés loin de leurs proches s'ils acceptaient d'être vaccinés ; d'insinuer qu'on s'attaquait au manque de médecins en France alors que le numerus clausus en 2022 est resté inférieur à celui que j'ai connu moi-même en 1971, et que la population nationale est passée dans l'intervalle de 50 à 70 millions d'habitants ; de prétendre publiquement que la vaccination empêche la contamination et protège aussi les autres ; de dénoncer la dangerosité de médicaments utilisés depuis un siècle en continuant à citer une étude bidouillée et publiée dans le Lancet par des escrocs à la solde de Big Pharma ; de laisser courir le bruit que la Covid déclenche de telles complications chez les femmes enceintes qu'ils vaut mieux les immuniser dès le premier mois, même avec un vaccin expérimental !

Finalement les fuck-nouilles ne sont que les fake-news du Pouvoir. Avec le cynisme en plus...

Une caresse brûlante
(juillet 2022)

Germaine est arrivée hier après-midi à l'ehpad des Hortensias. Elle ne pouvait plus rester dans son appartement du centre-ville en raison de troubles cognitifs devenus trop gênants. Ce matin, Lili l'aide-soignante vient l'aider pour sa toilette. Juste le bas du corps car Germaine est capable de faire le haut, à condition de lui préparer le gant de toilette et le savon. Au moment où Lili prend le relai, elle constate des cicatrices sur la cuisse gauche de la résidente, laissées par un méchant zona quelques mois auparavant. Instinctivement, l'aide-soignante ne passe que très superficiellement son gant sur la peau abimée, arrêtant aussitôt son geste. Germaine vient de pousser un hurlement de douleur...

Cette réaction tout-à-fait anormale à un simple frôlement est désignée sous le terme savant d'allodynie. En grec, cela signifie « l'autre douleur », la douleur neuropathique, celle que les soignants ne savent pas bien identifier et qui n'est donc pas prise correctement en charge. Pourtant, dans une grande partie de la population, notamment la plus âgée, sa fréquence semble supérieure à celle de la douleur habituelle, dite nociceptive, celle déclenchée au niveau de la peau par les traumatismes, et à l'intérieur du corps, quand nos organes manquent d'oxygène ou que nos boyaux se tordent. Celle-ci au moins, on la comprend et on sait la gérer à peu près comme il faut avec les médicaments antalgiques dont nos pharmacies débordent, à commencer par le célèbre paracétamol, médicament polyvalent et le seul autorisé par les autorités de tutelle pour combattre la Covid-19.

De son côté, la douleur neuropathique pose deux problèmes majeurs. Le premier écueil, c'est que n'étant pas très connue des professionnels de santé, y compris les médecins, elle ne peut pas être reconnue. Pourtant son mécanisme parait assez simple à comprendre. On distingue deux groupes de douleurs neuropathiques. D'une part, celles dérivant de douleurs nociceptives chroniques ayant duré trop longtemps, comme si le système nerveux, ayant transmis pendant des mois des sensations douloureuses au cerveau, continuait à le faire de façon autonome alors que la cause a disparu. Une douleur liée à une brûlure cutanée ou une cicatrice chirurgicale qui dure plus d'un semestre peut ainsi devenir neuropathique. D'autre part, celles provoquées par une atteinte directe d'un nerf ou une lésion cérébrale telles qu'une migraine ou une névralgie. D'ailleurs le mot « névralgie » ne signifie-t-il pas « douleur neuro » ?

Le second problème, c'est qu'aucun antalgique usuel ne peut soulager efficacement une douleur neuropathique. Même pas les morphiniques qui, non seulement ne sont d'aucune utilité, mais aggravent les choses par leurs effets secondaires souvent notoires. Par contre certains produits et méthodes complémentaires donnent des résultats satisfaisants. D'où l'importance de distinguer une douleur neuropathique d'une autre. Pour cela, on doit d'abord rechercher certaines caractéristiques comme son type, en général décrit comme une brûlure superficielle ou une décharge électrique, ainsi que les sensations bizarres accompagnant la douleur tels que des fourmillements, démangeaisons ou autres picotements. On remarque aussi souvent un engourdissement ou une baisse de la sensibilité de surface dans le territoire de la douleur.

Tous ces symptômes mériteraient d'être mieux enseignés dans les écoles et les facultés pour compenser les énormes lacunes que je constate quotidiennement dans le cadre des formations que je donne à travers la France. La grille DN4 qui permet le dépistage des douleurs neuropathiques par quatre questions simples est ignorée à peu près partout, sauf bien sûr dans les centres spécialisés et les services hospitaliers de neurologie. Cette grille reste malheureusement inapplicable chez les personnes hors d'état de s'exprimer, soit parce qu'elles sont inconscientes, soit parce qu'elles ont perdu leur cohérence.

Il existe cependant un signe valable pour tout-le-monde qui est dit pathognomonique, car sa présence donne une certitude diagnostique absolue. Il s'agit justement de l'hyperesthésie ressentie par Germaine lorsque Lili a caressé sa peau avec le gant de toilette. Cessons désormais de considérer comme forcément désinhibés ceux qui enlèvent leurs vêtements, pénibles ceux qui arrachent les sparadraps ou intolérants à la chaleur ceux qui écartent le drap du lit et imaginons une seconde qu'ils ont « les nerfs à fleur de peau » et ne supportent simplement pas le poids d'un tissu sur l'épiderme.

Une fois repérée la douleur neuropathique, l'essentiel du chemin est déjà effectué. Il ne reste plus alors qu'à la soulager. Pour cela nous disposons de quelques médicaments efficients qui sont quatre antidépresseurs (amitriptyline, clomipramine, venlafaxine et duloxétine) et quatre anticomitiaux (carbamazépine, clonazépam, gabapentine et prégabaline). Personnellement j'ai eu de bons résultats en associant un représentant de chaque groupe, l'un le matin et l'autre le soir, sur des périodes assez prolongées.

Comme toujours, je préconise, en association avec ces produits ou carrément en remplacement, des méthodes non médicamenteuses que je ne ferai que citer dans le cadre de cette chronique : la stimulation électrique par le biais d'électrodes, soit transcutanées soit intramédullaires ; la résonance transcutanée, une technique énergétique qui se fait par le toucher digital ; la réflexothérapie, procédé de stimulation de zones et de points réflexes via la convergence neuronale ; l'aromathérapie qui utilise les huiles essentielles ; et bien sûr l'acupuncture.

Je n'oublierai pas les techniques psychocorporelles comme l'hypnose, la sophrologie ou la relaxation, en y associant les activités occupationnelles. Car si Arthur Schopenhauer disait à juste titre que « les deux ennemis du bonheur humain sont la douleur et l'ennui », j'ajouterai que le second majore sensiblement la première.

Conflits d'intérêts
(août 2022)

Évidemment, vous les connaissez… Inévitablement, vous les avez déjà vus à la télé ou entendus à la radio… Et bien sûr, leurs noms vous disent quelque chose car les deux praticiens sont pour le moins très médiatiques. Le Pr Bruno Lina est un éminent professeur de virologie au CHU de Lyon et le Pr Robert Cohen, un pédiatre réputé œuvrant au CHI de Créteil. Pourtant ils viennent l'un et l'autre de se faire sanctionner par l'Ordre National des Médecins pour avoir contrevenu au code de la santé publique dans leurs interventions publiques en ne mentionnant pas des informations capitales, « dont l'omission a été susceptible d'induire la population en erreur ». En l'occurrence, la communication de leurs multiples et copieux liens d'intérêts avec l'industrie pharmaceutique. Que l'on se rassure dans nos paisibles demeures ! La faute a été considérée comme vénielle par l'institution ordinale. L'avertissement qui leur a été infligé le 18 juillet dernier, sanction la plus faible de l'arsenal répressif disciplinaire, n'aura pas plus de répercussion qu'une chiquenaude contre un véhicule blindé. Mais une question existentielle se pose désormais : pourquoi eux et pas les dizaines d'autres envahisseurs quotidiens de nos ondes électromagnétiques ?

Le texte de loi le plus bafoué à longueur de temps dans notre beau pays est incontestablement l'article L.4113-13 du code de la santé publique, qui stipule que « les membres des professions médicales qui ont des liens avec des entreprises et des établissements produisant ou exploitant des produits de santé (…) sont tenus de faire connaître ces liens au public lorsqu'ils s'expriment sur lesdits produits (…) dans la presse écrite ou audiovisuelle ». En clair, il conviendrait peut-être un jour de remplacer, en bas des écrans de nos télévisions, le sous-titre "Professeur Machin, chef du service de Bobologie de l'hôpital Trucmuche" par "Professeur Machin, ayant touché depuis 15 ans, X milliers d'euros du laboratoire Bidule ou du fabricant de vaccins Untel". Cela permettrait de relativiser quelque peu l'objectivité de leurs propos et la prétendue valeur scientifique de leurs interventions.

En effet, chaque année, plusieurs milliards sont allègrement distribués par Big Pharma à l'ensemble du corps médical international qui les leur rend au centuple. Rares sont les domaines financiers bénéficiant d'un tel retour sur investissement en volume et en précocité. Rien que le plus simple des généralistes de province a sa table réservée régulièrement dans les meilleurs restaurants de sa région pour peu qu'il rembourse ses additions en boostant ses prescriptions. Plus on monte en grade, plus on grimpe en gamme. L'appétit venant en mangeant, on en croque de plus en plus. Comme dans le monde du spectacle, les grandes vedettes du showbiz sanitaire touchent des cachets mirobolants pour jouer les VRP de luxe des laboratoires et répéter en boucle leur message souvent plus commercial qu'impartial.

Et cela en toute impunité… jusqu'à cette décision de la chambre disciplinaire nationale qui constitue une première en la matière. Mais le soufflet de l'enthousiasme retombe rapidement dès qu'on analyse les tenants et les aboutissants de ce jugement original. D'abord les faits remontent à début 2017, dans le cadre pour l'un d'une émission sur la 5, pour l'autre d'une tribune sur RTL. Cinq ans et demi pour rendre une décision qui tombe, comme par hasard, après la fin de l'urgence sanitaire et la levée du passe vaccinal. Ce qui aura permis aux deux influenceurs de travailler activement pendant toutes ces années pour le compte des fabricants de vaccins anti-covid sans révéler leurs accointances avec eux et tout en enchaînant les passages à l'antenne aux heures de grande écoute.

Quand on sait que ces professeurs font partie, depuis des années, d'organismes aussi opérants que le Groupe d'Expertise et d'Information sur la Grippe (GEIG), le conseil scientifique Covid-19 ou le réseau Infovac, pour orienter la politique vaccinale du gouvernement, on peut raisonnablement s'interroger sur leur neutralité décisionnelle dans le domaine de la santé publique. Notamment dans le cadre de la récente pandémie et de « l'obligation vaccinale déguisée » comme l'a si naïvement déclaré l'ex-ministre Olivier Véran. Les évangélistes de la religion vaccinale auraient-ils eu la même audience auprès de celles et ceux qui buvaient leurs paroles et suivaient leurs préceptes s'ils avaient été contraints d'avouer, dès le début de leur sermon, leur assujettissement aux producteurs des produits dont ils assuraient eux-mêmes la promotion ?

La seconde réflexion tient au fait qu'en donnant un os à ronger à l'association E3M qui avait porté plainte contre les deux hospitaliers, le Conseil National met un terme à une polémique qui aurait pu être beaucoup plus grave. En sanctionnant d'un minable avertissement un tel dévoiement de l'information médicale de la part de ces leaders d'opinion, l'Ordre réussit à créer un précédent… sans succession. Il serait effectivement totalement absurde à l'avenir, pour toute personne physique ou morale, de perdre son temps et son argent dans des procédures vouées, soit à l'échec, soit à une ridicule remontrance ordinale. N'oublions pas que la noble institution reste avant tout, comme sa devise l'indique, « au service des médecins » et accessoirement « dans l'intérêt des malades ». On ne change pas les règles du jeu quand elles sont à son avantage.

Mais la principale conséquence néfaste de cette décision est d'enterrer une nouvelle fois le fond du débat. Car les deux interventions professorales de 2017, vantant à cette époque l'innocuité du vaccin contre le papillomavirus, visaient en réalité à dédouaner l'aluminium ajouté en quantité astronomique à huit des onze vaccins qui allaient devenir obligatoires l'année suivante, uniquement en France. Pour cela, ces célèbres promoteurs de l'adjuvant litigieux se basaient sur des études innocentant le métal dans la genèse de nombreuses pathologies neurologiques et affirmant « l'absence de lien réel avec les vaccins ».

Oubliant juste de préciser, d'une part, que les études en question étaient intégralement financées par les entreprises du médicament, et d'autre part qu'eux, par contre, avaient un lien bien réel avec les vaccins.

Mea culpa
(septembre 2022)

Lors de sa prise de fonction en juillet dernier au ministère de la santé, François Braun n'a pas nié l'évidence en déplorant que notre système sanitaire soit « à bout de souffle ». Il faut dire que la pénurie de soignants savamment orchestrée depuis cinquante ans par l'ensemble des gouvernants de notre belle démocratie a abouti à une situation plus qu'alarmante. Interrogés par le quotidien national Le Monde, les prédécesseurs du Docteur Braun ont utilisé comme d'habitude la langue de bois et botté en touche pour ne pas reconnaître leur responsabilité dans cette catastrophe annoncée.

Sur le numerus clausus d'abord. Créé en 1971, ce nombre limité d'étudiants en médecine admis chaque année au concours initial est resté quasiment inchangé un demi-siècle plus tard... alors que la population française a bondi de plus de 50 % sur la même période ! Tous les ministres interviewés regrettent « le raisonnement insensé et complètement absurde » des technocrates obsédés par la réalisation d'économies sur les consultations et les prescriptions des médecins. Le Pr Mattei ne mâche pas ses mots en fustigeant « un comportement irresponsable et totalement coupable qui a abouti à un sous-effectif dramatique en professionnels de santé ». Agnès Buzin renchérit en soulignant le manque d'anticipation des politiques de l'époque qui n'ont tenu aucun compte des changements de mode de vie des générations futures et de leur souhait d'avoir des horaires décents en limitant le temps médical disponible. Si cette analyse est marquée au coin du bon sens, l'ex-ministre omet singulièrement de reconnaître que, ni elle, ni aucun de ses nombreux prédécesseurs, n'a corrigé l'erreur en cinq décennies.

Si la fin de l'obligation de garde des médecins généralistes sous Jacques Chirac est sévèrement critiquée, à juste titre, par Marisol Touraine, celle-ci oublie cependant de dire qu'elle-même a été parfaitement incapable de remettre en place cette contrainte pendant ses cinq ans de mandature. De façon similaire, l'essor des déserts médicaux au cours des dernières années serait lié en grande partie, selon Roselyne Bachelot à la liberté d'installation octroyée aux médecins, lesquels préféreraient, ô surprise, les zones correctement desservies en services publics, réseaux de communications et autres commerces, aux secteurs ruraux sous-équipés. Pourtant en 2007, elle était aux commandes quand son ministère a jeté l'éponge en face des médecins, tout en maintenant le principe des quotas pour les officines de pharmacie et les cabinets infirmiers. Quant à son successeur de gauche, Madame Touraine, elle a tort de railler cet échec de la méthode coercitive car ses propres mesures incitatives n'ont pas eu plus de succès.

Le salaire scandaleusement bas des soignants dans notre pays, le plus souvent au tiers de ceux qui se pratiquent dans les États comparables, n'apparait pas non plus de nature à susciter l'enthousiasme chez les jeunes diplômés et potentiels candidats à la grande aventure. Tous les ministres consécutifs ont établi un constat identique… Mais n'ont strictement rien fait jusqu'à la tentative de rattrapage du Ségur de la santé en juillet 2020, malheureusement beaucoup trop tardive et insuffisante.

Pour avoir abandonné le pouvoir tout puissant aux directeurs d'hôpitaux, la loi « Hôpital Patient Santé Territoire », votée en 2009 sous la houlette de Madame Bachelot, s'est également retrouvée sur la sellette. Évidemment Madame Buzin a désapprouvé publiquement les dérives administratives de cette loi HPST et le professeur Mattei s'est plaint du découragement des médecins hospitaliers bridés par le totalitarisme bureaucratique.

Finalement, la politique sanitaire nationale n'aura été qu'une succession de décisions contestables que les politiques de tous bords continuent de se balancer à la figure comme des fruits pourris sans jamais que leurs accusations ne donnent lieu à une quelconque remise en cause personnelle. Pourtant, si la situation est grave, elle n'est, me semble-t-il, pas encore pour autant désespérée.

Voici quelques exemples d'idées qui me viennent immédiatement à l'esprit et qui, sans être aussi saugrenues qu'elles en ont l'air, pourraient rapidement améliorer la situation. À condition qu'en haut lieu, il existe une réelle volonté d'y parvenir… Commencer par confier la Santé à des professionnels de terrain en créant un ministère bicéphale avec un soignant hospitalier actif et un praticien libéral expérimenté. Redonner, à l'hôpital, le pouvoir aux soignants plutôt qu'aux bureaucrates. Doubler les salaires dans la fonction publique hospitalière et les tarifs de tous les actes médicaux. Ouvrir les vannes de la formation professionnelle et de la validation des acquis de l'expérience. Rendre le numerus clausus proportionnel à la population avec rattrapage immédiat de 50%. Ramener les études théoriques pour les généralistes à 5 ans en faculté suivis de 4 ans de stage rémunéré obligatoire en milieu rural. Contraindre les médecins libéraux à participer aux gardes en les rémunérant de manière décente. Favoriser véritablement l'exercice en groupe dans des maisons de santé pluridisciplinaires. Faciliter les aides à l'embauche d'assistants médicaux en milieu rural. Réintégrer immédiatement les soignants non-vaccinés contre la Covid. Redéfinir le rôle concret des agences régionales de santé... ou, mieux, les supprimer carrément !

L'heure n'est plus à la repentance mais à la rédemption. Souvenons-nous qu'en médecine, à la différence de l'écologie, il n'est parfois pas trop tard pour bien faire.

Chaud Cola !
(octobre 2022)

La plupart des gens l'ignorent mais le lointain ancêtre du Coca-Cola et autre Pepsi, est français. Inventé en 1863, on l'appelait alors le vin Mariani, du nom de son créateur, un pharmacien corse qui le fabriquait tout simplement en laissant infuser des feuilles de coca dans du vin de Bordeaux. Ce breuvage, en dehors du gâchis œnologique qu'il représentait, semblait doué de vertus tonifiantes qui attirèrent la convoitise de thérapeutes de tous poils.

Particulièrement celle d'un autre apothicaire, basé celui-là à Atlanta aux États-Unis, un certain John Pemberton, qui importa la recette sous le nom explicite de « French Wine Coca ». Ce vétéran de la guerre de Sécession avait contracté une addiction à la morphine à la suite du traitement de douleurs dues à ses blessures. Il eut alors l'idée d'utiliser cette boisson pour tenter de se désintoxiquer progressivement. Il ajouta à la mixture initiale de son collègue un peu de damiana, un arbuste répandu en Amérique latine, et surtout l'aromatisa avec des graines de kola, fruit du colatier.

En 1885, Atlanta City, à l'instar d'autres villes des USA, promulgua la première « Loi Sèche », préfigurant l'instauration de la Prohibition et interdisant la vente de boissons alcoolisées. Pemberton, en bon négociant réactif, proposa aussitôt une version sans alcool de son cocktail dont il conserva cependant les composants à base de coca et de cola, d'où le nom originel et original de cette boisson qui conquit très vite le monde entier grâce à son goût, à sa couleur… et aux rondeurs évocatrices de sa bouteille. Le tout masquant les dangers bien réels de la mixture, laquelle recèlera encore longtemps des traces de cocaïne !

Aujourd'hui, toutes les études scientifiques objectives, dissimulées pendant des décennies par le puissant lobby agro-alimentaire, démontrent que certains composants de cette célèbre boisson provoquent des dégâts parfois sévères sur la santé de celles et ceux qui en consomment plus d'un verre par jour. Soit 33 cl puisque c'est désormais la contenance à la fois du verre portant le logo de la marque et de la canette standard.

D'abord, à tout seigneur tout honneur, le sucre. Avec l'équivalent de dix cuillères à café de sucre en poudre par petite unité de soda, pas étonnant que le nombre de diabétiques et d'obèses soit monté en flèche dans tous les pays industrialisés. D'ailleurs, les responsables marketing ont exigé l'affinement de la « bouteille à contours » dont beaucoup raillaient la forme rebondie évoquant à leurs yeux la silhouette de profil d'une bedaine et d'un gros fessier.

Bien sûr, on a ensuite produit Diet Coke pour les ados d'Outre Atlantique, rebaptisé Coca light, puis Coca zéro, par chez nous, en remplaçant le méchant saccharose par un édulcorant, l'aspartame. Malheureusement, c'est encore pire ! Le pancréas, qui comme chacun sait, n'est pas très physionomiste, s'avère infichu de distinguer un édulcorant d'un vrai sucre. Il hyper-sécrète donc son insuline en s'épuisant pour rien et en déclenchant des hypoglycémies réactionnelles qui créent fringale, grignotage et boulimie induisant une inévitable prise de poids.

Le bon goût de caramel, si apprécié des amateurs et qui participe à leur addiction, n'a aucune origine naturelle comme on aurait pu s'y attendre. Ou à défaut l'espérer, au vu de l'impressionnante quantité de sucre présente dans le récipient. Mais il s'agit en réalité d'une substance joliment immatriculée E150d, obtenue en mélangeant à très haute température plusieurs poisons, essentiellement de l'ammoniac et des sulfites. Or, selon l'institut américain CSPI (Centre pour la Science dans l'Intérêt Public), cet ingrédient peut provoquer des cancers du poumon, du foie ou de la thyroïde, ainsi que des leucémies. À vrai dire, sur cet effet cancérigène, les avis restent partagés : les chimistes de Coca Industry sont persuadés qu'il n'existe pas, tous les autres scientifiques de la planète pensent le contraire.

Je n'insisterai pas sur la présence de caféine, un excitant générateur, notamment chez les enfants de troubles du comportement, d'hyperactivité et d'insomnie, puisque le fabricant, après avoir juré ses grands dieux qu'il n'y avait aucun souci, a préféré fournir à nos descendants une variante décaféinée.

Par contre, je tiens à attirer l'attention sur le risque majeur d'ostéoporose en raison de la présence de l'acide phosphorique, dont le pH ressort comme le plus bas de tous les excipients alimentaires. Responsable d'une acidose sanguine et urinaire, sa consommation régulière est susceptible de provoquer de très graves décalcifications, transformant l'ossature en « squelette de verre » avec fractures de fatigue et tassements vertébraux. Contre-indication formelle chez les enfants et ados en phase de croissance osseuse, ce qui constitue malheureusement la clientèle principale en matière de cible commerciale, et prudence absolue chez les femmes après la ménopause...

Attention également à l'hôpital et en EHPAD, pour les personnes présentant un trouble important de la déglutition. Certes les boissons fraiches et pétillantes sont habituellement mieux avalées que l'eau plate à température ambiante. Mais en cas de fausse route dans les voies respiratoires avec ce type de boisson, les résultats peuvent se révéler catastrophiques avec notamment une fibrose pulmonaire marquée, bien plus sévère que celle due à la Covid.

Si après avoir lu cet article, vous décidez, à juste titre et dans un réflexe salvateur, de jeter vos dernières canettes de Coca, n'oubliez pas avant le passage à l'acte, qu'il s'agit malgré tout d'un excellent produit ménager pour récurer l'évier, déboucher les canalisations et faire briller l'argenterie. À votre santé ... !

Le bras ballant
(décembre 2022)

Pierre s'est assoupi devant la télévision, bercé par son propre ronflement. Comme il le fait chaque fois que le programme de la soirée ne le passionne pas. Ce qui arrive un peu trop souvent à son goût et à celui de son épouse, laquelle a préféré lire tranquillement dans sa chambre. La musique tonitruante de la coupure publicitaire le réveille en sursaut avec une sensation bizarre de malaise général. Il décide d'éteindre le poste et d'aller se coucher. De sa main gauche, il tente de saisir la télécommande posée juste à côté de lui sur le canapé. Mais son bras reste inerte, obstinément collé le long de son corps. Il le secoue avec son autre main mais rien n'y fait. Submergé par l'angoisse, Pierre appelle sa femme qui le rejoint aussitôt dans le salon. S'est-il endormi sur son bras en comprimant un nerf ? Ou a-t-il fait un AVC, un accident vasculaire cérébral ? À l'instar de son père victime d'une hémiplégie quelques années plus tôt… Quoiqu'il en soit, le couple décide de se rendre au service des urgences de l'hôpital local, situé à une trentaine de kilomètres du domicile. Pierre est bien placé pour savoir que s'il s'agit bien de ce qu'il craint, chaque minute compte. Pour gagner du temps, il demande à son épouse de l'emmener dans la voiture familiale. Sans même chercher à contacter le Samu.

Lorsque sa femme gare leur véhicule personnel devant le service d'accueil des urgences, Pierre se sent beaucoup mieux. Il lui semble qu'à force de triturer son membre supérieur gauche, celui-ci a repris vie. Il ne persiste à présent qu'un vague engourdissement associé à de légers fourmillements. Si bien qu'au moment où arrive le médecin de permanence, l'air bougon et le cheveu en bataille, Pierre s'excuse de s'être inquiété prématurément et de l'avoir dérangé pour pas grand-chose.

Il faut dire que l'urgentiste est l'un de ces mercenaires qui abusent de la bêtise politicienne et de la pénurie de professionnels de santé qui en résulte. Déjà qu'il se fait payer, pour 24 heures de garde, ce qu'une infirmière perçoit mensuellement en fin de carrière… Si en plus il doit se faire tirer du lit en plein sommeil par n'importe quel anxieux qui s'affole un peu trop rapidement, où va-t-on ?! Alors le praticien renvoie l'impertinent chez lui et retourne se coucher en maugréant quelques jurons bien sentis. Commettant, sans même s'en rendre compte, l'une des erreurs les plus répandues dans le domaine de la santé publique.

Car quand on présente brutalement l'un des cinq principaux signes d'alerte de l'AVC, à savoir une paralysie, un mal de tête, une perte de vision, une difficulté à parler ou un trouble de l'équilibre, et que ce symptôme disparait en moins d'une heure, il existe une forte probabilité qu'il s'agisse d'un accident ischémique transitoire, désigné par l'acronyme AIT dans le jargon médical.

Dans ce cas, un seul geste salvateur à faire immédiatement, un acte préventif que tout-le-monde doit connaitre, qui consiste à absorber une petite quantité d'aspirine. De l'ordre d'une centaine de milligrammes, une quantité nécessaire et suffisante pour empêcher la récidive. Et surtout l'évolution vers un véritable AVC qui peut se produire dans les heures suivantes.

Pierre a eu deux fois de la chance ce soir-là. D'abord en étant réveillé par le volume sonore de sa télévision, ce qui lui a permis de se rendre compte qu'il avait un problème neurologique. Ensuite de ne pas rechuter de suite malgré le comportement incroyablement désinvolte de l'urgentiste.

Mais que s'est-il passé ? L'une des artères de son cerveau, du côté opposé à celui de la paralysie, s'est trouvée obstruée d'un seul coup par un petit caillot à cause de l'agglutination soudaine, les unes aux autres, de cellules sanguines dénommées plaquettes. Aussitôt un système de défense s'est activé, consistant à sécréter au niveau de la paroi artérielle un produit naturel qui a permis la dissolution du bouchon. Une sorte de petite thrombolyse personnelle…

Plus de peur que de mal pour cette fois. Bien sûr, si les choses restent en l'état, c'est-à-dire si les facteurs de risque modifiables ne sont pas corrigés dans les meilleurs délais, le caillot se reconstituera immanquablement au même endroit ou ailleurs. Or l'aspirine administrée à dose pédiatrique possède la capacité salutaire de prévenir la formation du caillot en inhibant l'agrégation plaquettaire. Médicament simple mais miraculeux toujours présent dans ma trousse de médecin de campagne et que j'administrais quand les circonstances m'y appelaient, à toute heure du jour ou de la nuit.

De préférence avec un verre d'eau pétillante et très fraiche afin de rendre quasi instantané le passage sanguin !

L'idéal cependant reste la prévention primaire, celle qui précède l'apparition de la maladie ou le premier accident. En cas de multiplicité des facteurs de risque d'AVC ischémique (antécédents familiaux, hypertension, cholestérol, diabète, tabagisme, sédentarité, stress, apnées du sommeil, etc…), pourquoi ne pas avaler quotidiennement son antidote ?

En tout cas, que cette histoire parfaitement authentique puisse servir de leçon et que tout-le-monde sache que, pour ne pas garder définitivement le bras ballant, il ne faut pas rester les bras croisés…

Médecins pigeons
(janvier 2023)

Les généralistes français sont en grève ! Voilà une rébellion qui aurait pu passer pour un canular quelques années en arrière tant cette profession paraissait jusqu'à présent docile et corvéable à merci. Pensez donc... Des braves gens qui, pendant un demi-siècle, ont d'abord accepté comme bacheliers, souvent scientifiques et brillants, qu'on leur impose un *numerus clausus* si bas que 90 % d'entre eux restaient sur le carreau sans aucune voie de recours, ni chemin de traverse. Au point d'aboutir à la multiplication des déserts médicaux jusque dans les villes et de faire venir massivement des médecins formés à l'étranger, emplis de bonne volonté mais ne maîtrisant parfois pas mieux nos techniques sanitaires... que notre langue.

Puis une fois rescapés du concours de première année, des jeunes assez sympas pour admettre qu'on leur ajoute à chaque décennie un an supplémentaire d'études pour en arriver maintenant à dix longues années de formatage inadapté. Tout cela juste pour que cette force vive constitue pendant la plus belle période de sa vie une main-d'œuvre hospitalière à faible coût. Alors que cinq ans de bases théoriques suffiraient largement à fabriquer un omnipraticien, quitte à lui demander de les compléter par quatre années de stage pratique obligatoire dans une zone sous médicalisée, avec la même activité et la même rémunération qu'un titulaire. De toute façon, l'exercice médical ne s'apprend pas sur les bancs d'école mais au chevet des patients. Et c'est la meilleure façon de prendre goût à ce passionnant sacerdoce.

Ensuite, une fois la thèse en poche, des nouveaux praticiens suffisamment philanthropes, c'est-à-dire naïfs, pour trouver normal de se voir proposer les honoraires les plus bas d'Europe, voire carrément ridicules comparés à d'autres pays industrialisés moins puissants que le nôtre. Car si les revenus mensuels bruts offrent une allure satisfaisante, il ne faut pas oublier qu'ils correspondent à une moyenne de 70 heures de travail par semaine, soit deux fois la norme hebdomadaire, auxquelles s'ajoutent quelquefois des gardes ou des astreintes de nuit, sans repos compensateur, et des week-ends à remplir une paperasserie de plus en plus envahissante.

Sans parler des indemnités kilométriques pour les confrères exerçant en milieu rural, inchangées depuis 15 ans alors que le prix des carburants a explosé au point que, dans nos campagnes, les toubibs font des économies lorsqu'ils restent tranquillement chez eux.

Et sans oublier les impôts de toutes sortes propulsant notre nation au rang des plus imposées de la planète. Avec, parmi les multiples prélèvements annuels, des charges sociales démesurées et des cotisations de retraite générant des pensions si étriquées que si elles avaient pu être confiées à une quelconque assurance privée, cela aurait certainement permis de bien mieux les faire fructifier.

Comment s'étonner dès lors que l'exaspération de ces médecins décrive une courbe exponentielle tandis que l'attractivité du plus beau métier du monde suit une tendance inverse… Mais la véritable raison de la colère, l'étincelle qui a mis le feu aux poudres, c'est bien sûr la délégation, à d'autres professions de santé, de compétences en principe strictement médicales. Effectivement, pourquoi forcer les uns à faire dix ans d'études quand quatre ou cinq suffisent aux autres pour faire le boulot à leur place ?

Alors à défaut d'ouvrir enfin les vannes dans les facultés de médecine, on a ouvert celles du transfert de tâches aux collègues et aux paramédicaux. L'autorisation a été accordée aux infirmier(e)s d'établir les prescriptions dans les pathologies courantes ou la petite bobologie, et de renouveler les ordonnances chez les malades chroniques. Parallèlement, les pharmacien(ne)s ont dû apprendre à injecter les vaccins et à écouvillonner les fosses nasales pour les PCR, au lieu de palier aux conséquences dramatiques de l'actuelle pénurie de médicaments. Quant aux sages-femmes, elles ont été transformées d'un coup de baguette magique en gynéco-pédiatres pour compenser le manque de personnel dans ces deux spécialités.

Désormais, la situation est devenue alarmante. Le naufrage a commencé. Depuis 2010, la France a perdu 15.000 généralistes, ce qui prive six millions de compatriotes de tout suivi global faute de médecin traitant. Un chiffre en pleine augmentation. Le navire « Santé », jadis l'un des plus beaux fleurons de notre marine nationale, est en train de sombrer. Encore au sec sur le pont supérieur, tout le monde regarde le bateau couler en ordonnant aux soignants d'écoper à la petite cuillère. L'Ordre des médecins semble plus obsédé par le recueil des cotisations que par le devenir de ses ouailles ; les syndicats ne pensent qu'à s'entre-tuer pour arracher un illusoire monopole ; le ministre, en bon urgentiste, considère qu'il n'y a de salut qu'à l'hôpital, et les politiques n'ont foi que dans la « coercition des libéraux », ce qui, au-delà de l'oxymore pittoresque, démontre l'infinité de la bêtise humaine.

Alors que reste-t-il aux généralistes de quartier ? Les pathologies lourdes et complexes, celles qui nécessitent des plombes pour mettre en place tous les réseaux de maintien à domicile, en particulier pour les plus âgés. Ces consultations-là ne devraient pas être cotées 25 ou 50 € mais beaucoup plus.

Finalement, ne pourrait-on pas imaginer une tarification non pas à l'acte, mais au temps passé ? Comme pour les garagistes, les plombiers et tous les autres prestataires de services comparables…

Antibiorésistance
(février 2023)

« Les antibiotiques, on continue à en donner à nos bêtes et même de plus en plus depuis que les hormones sont interdites ». Cette phrase, prononcée récemment devant moi par un éleveur, dénonce en toute simplicité l'une des causes majeures d'un fléau susceptible de provoquer notre perte à brève échéance… À savoir la capacité, aussi exponentielle qu'alarmante, qu'ont les bactéries de devenir résistantes aux antibiotiques.

Le principe de l'antibiorésistance est bien connu. Dès le départ, des souches de bacilles peuvent s'avérer naturellement insensibles à certaines familles d'antibiotiques, notamment en sécrétant des enzymes capables de les inactiver.

Alors, pour éviter les mauvaises surprises, on a pris l'habitude depuis des décennies, de cultiver en incubateur le germe préalablement isolé dans le milieu infecté, puis de tester sur lui différents antibiotiques en pastilles, afin de réaliser un antibiogramme qui mesure la zone de destruction microbienne au contact de chaque pastille. On constate ainsi que certaines molécules qui auparavant déclenchaient une véritable hécatombe autour d'elles, sont désormais inoffensives.

Pour parvenir à tenir en échec nos principaux moyens thérapeutiques de défense, les bactéries sont capables de mutations génétiques et même de se transmettre entre elles un ou plusieurs gènes de résistance jusqu'à ce que la totalité de la famille bactérienne soit devenue définitivement insensible à l'antimicrobien.

L'alerte a été lancée très tôt car l'antibiorésistance accompagne de plus en plus vite la mise à disposition de nouveaux antibiotiques. Alors que la pénicilline a été découverte en 1928, les premières résistances à cette molécule sont apparues 12 ans après ; pour la méticilline inventée en 1959, il n'a fallu que deux petites années pour voir naître des résistances ; même problématique pour les fluoroquinolones et les céphalosporines, en particulier celles de dernière génération.

Alors bien sûr nos technocrates se sont retournés contre le coupable désigné habituel, le responsable de tous les maux de la santé publique, à savoir le médecin de ville. Avec l'un de ces slogans primaires achetés à prix d'or aux publicistes : « Les antibiotiques c'est pas automatique ». On nous a ainsi expliqué que l'antibiothérapie n'avait aucun intérêt dans le cas d'une infection virale, lesquelles représenteraient 90 % des situations fébriles. Dès lors on n'a plus rien prescrit à la grande majorité de nos malades infectés.

Mais là s'est très vite posé un problème auquel nos brillants stratèges n'avaient visiblement pas songé… C'est que la pharmacopée en matière d'infections virales se réduit à sa portion congrue. Pas d'antiviral efficace, aucun vaccin contre les viroses saisonnières, une vaccination antigrippale qui rend plus malade qu'elle ne protège… Bref, rien à proposer en dehors du paracétamol, du grog de grand-mère et de quelques incantations ! Résultat immédiat : surinfection bactérienne quasi systématique de ces maladies virales négligées. Et obligation de donner tardivement une antibiothérapie beaucoup plus lourde et prolongée que si elle avait été instaurée plus précocement.

Du coup, les statistiques des prescriptions antibiotiques en médecine de ville ont effectivement diminué… comme espéré par les pouvoirs publics. Par contre, les chiffres des hospitalisations pour surinfection ont été soigneusement occultés, tout comme la dramatique montée en flèche de l'antibiorésistance hospitalière, responsable de plus de 12.000 décès en moyenne chaque année ! Avec en prime l'émergence singulière de bactéries multirésistantes (BMR) et plus récemment de bactéries hautement résistantes (BHRE), qui pullulent à l'hôpital et en Ehpad et sont sources de maladies nosocomiales.

Mais tandis que les autorités de tutelle s'intéressent de façon exclusive à l'abus des prescriptions d'antibiotiques, il serait grand temps de mettre également un terme à l'autre cause, environnementale, de cette catastrophe.

En effet, plusieurs centaines de tonnes de ces médicaments sont ingurgitées, tous les ans et sans le moindre contrôle, par du bétail destiné à l'alimentation humaine. Les bactéries multi-résistantes issues des élevages animaux peuvent se transmettre à l'être humain directement ou par la chaîne alimentaire. Ces bactéries résistantes sont pareillement présentes dans les cours d'eau, en aval des villes ou des élevages, voire dans les nappes phréatiques. On retrouve par ailleurs la présence d'antibiotiques ou de leurs produits de dégradation, dans l'environnement en provenance de l'industrie, des hôpitaux, des eaux usées, des élevages, des abattoirs….

Alors quelles solutions peut-on proposer en attendant que quelqu'un s'attaque enfin véritablement à cette situation désastreuse ?

Évidemment, il faut d'abord encourager la recherche scientifique afin de découvrir de nouveaux antibiotiques inconnus au bataillon des bacilles pathogènes. Malheureusement la mise sur le marché de plus en plus hâtive de médicaments génériques, en particulier dans le domaine de l'infectiologie, a détourné l'industrie pharmaceutique vers d'autres horizons commercialement moins embouteillés.

On peut également songer à remettre au goût du jour certaines familles d'antimicrobiens comme les sulfamides, abandonnés depuis belle lurette au profit de nouvelles substances. En espérant que les descendants actuels des bacilles des seventies n'aient pas conservé une trace de résistance dans leurs gênes.

On n'oubliera pas bien sûr les solutions naturelles régulièrement présentées dans Révolution Santé. J'insisterai surtout sur la prévention avec le port du masque dans les lieux clos et populeux, ainsi que le lavage des mains, la plupart des infections étant aériennes et manuportées.

Quant aux micronutriments, je rappelle l'importance des cures de probiotiques, de la compensation en vitamine D et des oligoéléments tels que le zinc, le soufre, le manganèse et le cuivre, indispensables alliés de notre système immunitaire.

Ce qui n'empêche pas, malgré tout, de se montrer responsable vis-à-vis de l'emploi des antibiotiques classiques, tant dans leur prescription que dans leur usage…

Hors normes
(mars 2023)

Selon vous, que signifie « être normal » ? Non, il ne s'agit pas du sujet de philosophie du prochain baccalauréat et vous n'avez pas quatre heures pour rendre votre copie... Globalement, on peut répondre à cette question métaphysique que cela revient à s'inscrire dans une courbe en forme de cloche, autour d'une valeur statistique moyenne correspondant au plus grand nombre d'individus. En d'autres termes, si demain tous vos voisins se baladent dans votre quartier les fesses à l'air avec un chapeau à plume sur la tête, ce sera vous qui ferez figure d'excentrique avec vos vêtements de ville !

Cette zone, dite de normalité, impose que l'on fixe des bornes, une minimale et une maximale, hors desquelles on entre dans le domaine de l'anomalie. Lequel correspond en médecine au territoire de la pathologie, chasse gardée de l'industrie pharmaceutique. Il suffit dès lors de fixer les valeurs à ne pas outrepasser, ni dans un sens, ni dans l'autre, pour fourguer, au plus grand nombre et le plus souvent à vie, des médicaments plutôt chers, destinés à « normaliser » les chiffres et autres taux... Mais surtout à enrichir les actionnaires de Big pharma, dans des proportions, cette fois, sans limites !

En clinique, et singulièrement en gériatrie, on évalue tout et son contraire. On est capable de mesurer quelque chose d'abstrait tel qu'un risque de chute, de subjectif en chiffrant une douleur, voire de psychologique comme la réalité d'un état dépressif ou le degré d'une anxiété... C'est dire si on interprètera d'autant plus facilement les résultats bien réels donnés par des appareils de mesure insensibles à toute négociation et des analyses biologiques à priori infalsifiables.

Mais que ce soit pour votre taux de cholestérol ou votre tension artérielle, qui fixe les fameuses normes dont on vous fera regretter de vous écarter un tant soit peu ? Les firmes médicamenteuses, bien sûr, par l'intermédiaire de leurs experts dont l'asservissement rivalise avec leur assermentation.

Ces mandarins, parfois aux pieds nus mais toujours aux poches pleines, qui déterminent des normes internationales de plus en plus strictes, à l'issue de travaux intégralement financés par les fabricants eux-mêmes. Comme quoi, les conseillers sont parfois les payeurs. Tout ce petit monde se retrouve ensuite dans des congrès aussi exotiques que scientifiques, et dans la foulée, votre médecin traitant vous annonce avec des trémolos dans la voix que vous voilà devenu un patient chronique... alors que vos résultats sont inchangés ! Mais vous avez de la chance car on vient justement de mettre sur le marché le médicament miracle qui va régulariser votre situation devenue brutalement alarmante.

Ainsi les dinosaures de la médecine qui, comme moi, exercent leur art depuis près d'un demi-siècle, ont vu les normes admissibles s'effondrer à la vitesse d'un tas de neige artificielle sur les pistes vosgiennes un jour de pluie. Considérons par exemple la tension artérielle... Il y a quelques décennies, on tolérait largement 16/10. Aujourd'hui, on voit des personnes âgées qui s'avalent des fois jusqu'à quatre molécules différentes dès que leur pression dépasse 15 de maxima. Avec comme conséquence majeure une hypotension en position debout provoquant immanquablement chute et fracture, ce qui les précipite bien plus efficacement vers le cimetière.

De manière identique, on a vu en quelques années le taux maximal de mauvais cholestérol LDL passer de 2g/l, à 1,60, puis à 1,30, puis inférieur à 1 et aujourd'hui le voilà qui ne doit plus excéder 0,65 g/l. Cela étant influencé, pour ne pas dire dicté, par l'adage des firmes américaines *Lower is better*, signifiant « plus c'est bas, mieux c'est »… sous-entendu, pour leurs finances ! Et cela malgré les études objectives mettant en exergue le danger d'un cholestérol trop bas…

Là aussi, le but à peine voilé de la manipulation vise à mettre sous statines la majeure partie de la population des pays riches, en dépit d'effets secondaires plus délétères que l'excès modéré de cholestérol. Et malgré tout cela, le nombre d'infarctus ou d'AVC ischémiques continue à augmenter à toute vitesse, parallèlement au nombre de boîtes d'antihypertenseurs et d'hypocholestérolémiants vendues. Cherchez l'erreur !

Je terminerai par un autre exemple caricatural parmi tant d'autres, le scandale que je dénonce dans mon livre « Thyroïde, arrêtons le massacre », à savoir le dosage systématique de la TSH chez les femmes enceintes et leur mise sous Levothyrox dès que leur taux dépasse 2,5 mUI/l. Ce qui correspondait jusqu'à aujourd'hui à un taux strictement normal et sans incidence néfaste sur l'enfant à naitre. Cette précaution, limitée au départ exclusivement aux quelques patientes « à risque » est, comme par magie, devenue automatique. J'ignore si les bébés du futur seront moins crétins que leurs ascendants mais je crains que de nombreuses mamans restent définitivement hypothyroïdiennes après l'accouchement. Et donc condamnées à poursuivre définitivement leur traitement hormonal substitutif par la lévothyroxine.

Pour la plus grande joie de Big Pharma dont on dit qu'il s'apprête à abaisser encore un peu la barre, avec l'audace habituelle qui caractérise ce lobby… hors-normes !

Bonne retraite !
(avril 2023)

Le début de l'année 2023 demeurera marqué par les mouvements sociaux d'opposition populaire à la réforme des retraites. En s'attaquant à ce serpent de mer qui a rebuté beaucoup de ses prédécesseurs, reconnaissons que l'actuel gouvernement a fait preuve d'une certaine témérité politique. Surtout qu'il a pris à bras le corps ce dossier explosif juste après que la pandémie ait entrainé un déficit record de l'assurance-maladie de près de 35 milliards d'euros en 2020. Ce qui pourrait, à court terme, mettre en difficulté l'équilibre de l'ensemble du système de protection des Français…

En effet, les deux principales branches de la sécurité sociale, qui en compte cinq, sont la maladie et la retraite. Celles-ci sont tout-à-fait indissociables, ne serait-ce que parce que la première raccourcit la seconde. Il s'agit là d'une évidence, mais en sacrifiant la médecine de ville depuis un demi-siècle, on a rétrogradé notre nation dans le wagon de queue des pays comparables et la qualité des soins qui représentait naguère une fierté nationale, a connu une véritable chute libre.

Les déserts médicaux se sont étendus à tous les territoires et les pénuries médicamenteuses se sont multipliées tandis que les soignants se raréfiaient et que les délais d'attente chez les spécialistes s'allongeaient de manière scandaleuse. Pourtant le numerus clausus existe toujours et on continue, pour compenser notre manque crucial de médecins, plutôt que d'en former massivement, à faire venir par convois spéciaux ceux des pays d'Europe de l'Est ou d'Afrique, déplaçant chez eux nos graves difficultés en matière de santé publique… sans arranger les nôtres.

En raison de cela, on se soigne de moins en moins bien et si l'on vit de plus en plus longtemps, on vieillit de plus en plus mal, malgré les progrès de la science puisqu'il est devenu quasi-impossible d'y recourir, pour des raisons financières.

Ainsi, alors qu'on nous ressasse à longueur de temps que l'espérance de vie à la naissance a augmenté d'environ un trimestre par année pour atteindre aujourd'hui 79,4 ans pour les hommes et 85,3 ans pour les femmes, par contre, on n'évoque jamais l'espérance de vie en bonne santé qui a tendance à stagner en France aux alentours de 64 ans, sans différence cette fois entre femmes et hommes.

Il semble que notre mode d'existence moderne avec le stress, le rythme de travail, la malbouffe ou l'abus de certains médicaments chimiques, y soit pour beaucoup. Or 64 ans, ce sera justement l'âge minimum de départ en retraite après la réforme, ce qui signifie logiquement que la plupart des gens vivront la dernière phase de leur passage terrestre en mauvaise santé et ne pourront pas profiter pleinement de leur retraite.

D'autant que les mutuelles doublent ou parfois triplent leurs tarifs justement à partir de cet âge critique, ce qui rend délicat, voire carrément impossible, l'accès à une complémentaire pour une grande partie des retraités du régime général. Lesquels doivent assumer de plein fouet les déremboursements, franchises et autres forfaits car leur niveau de revenu, sans être mirobolant loin s'en faut, les place à peine au-dessus du plafond de ressources qui leur aurait permis d'avoir droit, comme neuf millions de personnes en France, à l'équivalent de l'ex-CMU, la couverture médicale universelle réactualisée.

Finalement le minimum vieillesse à 1.200 euros promis par le gouvernement va exclure des soins la plupart des personnes âgées par impossibilité de bénéficier d'une complémentaire santé, ce qui à terme rendra la situation financière des retraités pire qu'aujourd'hui… mais améliorera sensiblement celle de la sécurité sociale. Pour quelques euros de plus de retraite, on économise au centuple sur les soins, en abrégeant la durée de vie et donc celle de versement des pensions. Tout bénéf…!

Les mêmes retraités du régime général sont également victimes du mode de gestion de la sécurité sociale dont les recettes sont apportées pour moitié par les cotisations des actifs et des entreprises, et pour moitié par les impôts, les taxes et la CSG.

La volonté politique de réduire les charges salariales et patronales afin de favoriser les entreprises fait que, selon le principe des vases communicants, la seconde partie augmente de façon proportionnelle. Or, c'est justement cette partie qui intéresse fortement les retraités, lesquels ne paient plus les cotisations mais sont soumis aux contributions.

En outre ils doivent participer, avec d'autres, à la compensation des régimes spéciaux dont certains sont fortement déficitaires comme ceux de la SNCF, de la RATP, des industries électriques et gazières. Car non seulement il s'y est établi progressivement une disproportion entre actifs et inactifs, ces derniers étant parfois deux fois plus nombreux, mais certains privilèges coûtent très chers comme le départ en retraite anticipé de 4 à 10 ans, ou le niveau de pension dépassant souvent les 3.000 euros bruts du fait du mode de calcul basé sur les derniers mois d'activité au lieu des 25 meilleures années.

Le projet de loi prévoyant de les supprimer, on comprend que les salariés concernés et leurs syndicats manifestent leur angoisse avec véhémence en tête de tous les cortèges. Pourtant ces régimes spécifiques, fondés au départ et à juste titre sur la pénibilité antérieure du métier, n'ont plus lieu d'être en raison des progrès de la technologie et de l'amélioration des conditions de travail. Surtout que dans le même temps la pénibilité de certaines professions du bâtiment ou du monde médico-social n'est toujours pas prise en considération.

Par conséquent, si une réforme des retraites parait effectivement nécessaire, elle doit surtout servir à rééquilibrer les choses et à niveler les inégalités trop nombreuses en la matière.

Sinon rien ne sert d'ajouter à la vie… des années qui ne vaudraient pas la peine d'être vécues.

Retour de soignants prodigues (mai 2023)

Les récalcitrants sont de retour au bercail après un an et demi de mise à l'écart. Dans un contexte de pénurie historique en soignants, le gouvernement vient de mettre un terme à l'une des principales aberrations de sa gestion de la pandémie. Après avoir été le premier pays et quasiment le seul à décréter une obligation vaccinale pour les professionnels de santé, la France est la toute dernière nation mondiale à abroger cette loi absurde. Avant de me faire traiter de complotiste et lyncher sur la place publique, permettez-moi d'en apporter la démonstration pragmatique.

Depuis son invention, la vaccination sert essentiellement à protéger les individus… vaccinés ! L'injection d'un microbe ou d'un fragment de celui-ci, voire de son ARN, à une personne non encore infectée n'a qu'un seul but qui est de stimuler son système immunitaire propre afin de lui faire fabriquer des défenses pour empêcher ou atténuer la maladie naturelle lors de son premier contact personnel avec le virus sauvage.

C'est un mensonge grossier de prétendre qu'en se vaccinant, on protège les autres. Bien au contraire car on devient porteur sain, c'est-à-dire insidieusement contagieux sans qu'aucun symptôme apparent ne permette de le deviner. Interdire l'accès à l'hôpital ou à l'Ehpad aux soignants non vaccinés parait d'autant plus idiot que, d'une part, beaucoup d'entre eux ont fait spontanément la Covid en développant une immunisation plus puissante qu'avec le vaccin, et, d'autre part, aucun professionnel de santé vacciné ne s'est fait tester quotidiennement avant de prendre son poste. Ainsi, au lieu de vérifier scrupuleusement le QR code du vaccin sur le smartphone des soignants, un écouvillonnage systématique de leurs fosses nasales avec PCR aurait constitué un geste bien plus sensé et protecteur à l'égard des malades fragiles. Qui d'ailleurs, de leur côté, n'étaient pas souvent vaccinés… !

Voilà l'un des sommets de l'incohérence. En effet quand on veut protéger massivement une population, c'est elle que l'on doit la vacciner à grande échelle et pas seulement quelques milliers de soignants, ce qui n'a pas le moindre intérêt. Or pour atteindre le chiffre fatidique de 90% de gens immunisés, il n'existe qu'un seul moyen : rendre la vaccination obligatoire pour tout-le-monde. Exactement ce que nos dirigeants, à l'instar de tous les autres gouvernements de démocraties internationales, n'ont jamais voulu faire.

Pour une raison évidente, liée aux effets indésirables graves de la vaccination anti-Covid, lesquels commençaient déjà à être répertoriés dans la littérature mondiale… et que les soignants hospitaliers ont été les premiers à constater dans leur pratique journalière et à prendre en charge. Ce ne sont pas, quoiqu'on en dise, les réseaux sociaux qui ont semé la panique chez les paramédicaux et certains médecins, mais leurs propres observations. Car il se trouve que l'hôpital représente le passage obligé des accidents post-vaccinaux plus ou moins sévères, et parfois mortels, ce qui n'encourage pas forcément à suivre le même chemin et explique qu'on puisse parfois sortir les aérofreins. Surtout vis-à-vis de vaccins expérimentaux ayant bénéficié à titre exceptionnel d'une autorisation de mise sur le marché avant la fin de la phase III, laquelle ne s'achèvera… qu'en 2024 !

Alors avec une extrême lâcheté, nos gouvernants ont renoncé à l'obligation vaccinale universelle pour ne pas avoir à assumer financièrement les accidents liés à ces nouveaux vaccins, surtout que les fabricants avaient d'emblée obtenu d'être exonérés de toute poursuite compte-tenu de l'urgence et de l'impréparation de la commercialisation de leurs produits. On a préféré, en haut-lieu, mettre en place le vaccin « obligé » à la place de l'obligatoire, une cote mal taillée que tout individu avait parfaitement le droit de refuser… sauf s'il souhaitait mener une vie normale. Aucune garantie en cas de pépin puisqu'en acceptant ce fameux *pass* vaccinal, on optait volontairement pour une injection soi-disant facultative.

Donc, on s'est contenté une fois de plus de sacrifier les soignants sur l'autel de la solidarité nationale, pour des raisons plus philosophiques qu'épidémiologiques, en les obligeant, eux uniquement, à recevoir les trois injections litigieuses. J'affirme ici avoir recueilli plusieurs témoignages d'infirmières et d'aides-soignantes ayant présenté des paralysies, graves mais heureusement régressives, après la première ou la seconde injection et auxquelles on a cependant imposé de finir la série de trois. Tout le monde ne peut pas s'offrir le luxe de se priver de salaire pendant plusieurs mois !

Ne voulant aujourd'hui ni perdre la face dans l'opinion publique, ni avoir l'air de passer l'éponge pour une poignée de réfractaires aux yeux de l'immense majorité des soignants vaccinés de force, le ministre de la Santé a demandé l'avis de la Haute Autorité de Santé… dont on sait bien qu'elle est aux ordres du Gouvernement. Sans surprise, l'HAS a proposé au ministre de reprendre les brebis égarées, ce qu'il s'est empressé de réaliser, au grand dam des trois-quarts des autres soignants s'estimant victimes d'une arnaque.

On notera avec amertume que le même gouvernement, au tout début de la pandémie, n'a jamais eu besoin de solliciter l'avis de l'HAS pour considérer que les masques ne servaient à rien et prendre l'initiative, toujours impunie (merci Jérôme Salomon…), de détruire l'ensemble du stock national en privant délibérément les soignants de toute protection pendant plusieurs semaines, provoquant dans leurs troupes dévouées, des hospitalisations et des décès.

Comme celui de mon confrère et ami Fred à la mémoire duquel je dédie cet article.

> Chroniques pour la revue mensuelle
> « Santé Libre »

Covid en Ehpad : le sacrifice odieux...

Le drame s'est joué simultanément dans chaque Ehpad de l'hexagone. Une tragédie écrite par le Conseil Scientifique et mise en scène par le Gouvernement. Une pièce en quatre actes qui aurait pu s'intituler : « Quand les dés sont jetés ». En référence au préfixe des mots délaissement, dépression, dénutrition, décès, autant d'étapes successives d'un enchaînement logique, prévisible, inexorable et fatal pour les plus âgés d'entre nous. Personne ne voudra le reconnaitre, mais, en institution, les gens sont probablement moins morts de la Covid que des mesures mises en place pour les en protéger.

Acte 1 : le Délaissement

Le 17 mars 2020, à midi, a démarré en France le premier confinement. Le plus long, le plus rigoureux, une première dans l'histoire moderne de notre pays. Nul ne devait y échapper. Chacun chez soi, chacun pour soi. Espérant limiter la propagation d'une pandémie hors de contrôle, nos dirigeants ont inauguré une nouvelle tactique dite de la « quarantaine inversée », consistant à isoler les bien-portants pour éviter leur contamination par les malades. Lesquels, par contre, circulaient librement d'un pays à l'autre. Côté thérapeutique, on n'avait plus grand-chose à proposer en raison des récentes lois sur la Prohibition condamnant, pêlemêle, la bouillabaisse marseillaise pour dangerosité, l'homéopathie pour charlatanisme, la phytothérapie pour imposture, la vitaminothérapie pour inutilité, la nutrithérapie pour affabulation. Ainsi d'ailleurs que tout ce qui aurait pu s'avérer efficace, en attendant juste le ressac de la vague infectieuse… et surtout la sortie des vaccins promis par Big Pharma !

Dès le déclenchement des hostilités, les résidents d'Ehpad bénéficièrent d'un traitement spécial. Non pas l'hydroxychloroquine et encore moins l'azithromycine puisque nous étions les seuls médecins au monde à avoir été, sous peine de sanction, privés de notre droit inaliénable de prescription. Non, le sort qu'on leur réservait était encore plus funeste. Les portes de leurs établissements se sont refermées, les sorties ont été supprimées, les visites interdites. Reclus dans leurs chambres-cellules, affublés parfois d'un bracelet anti-fugue, ils furent d'emblée privés de l'affection de leur famille et du sourire de leurs petits-enfants. Faute de mieux, on ressortit le Plan Bleu, inventé pour la canicule avec ses salles réfrigérées et ses tournées de boisson. Rien à voir avec la Covid, mais qu'à cela ne tienne… Au moins ils n'allaient pas mourir de soif !

Et puis, comme si cela ne suffisait pas, le Conseil Scientifique transmit, quelques jours plus tard, une note aux autorités nationales insistant sur « l'importance de la lutte contre la Covid-19 dans des structures collectives, en particulier celles accueillant des personnes âgées, qui sont fragiles et particulièrement vulnérables face au virus. En l'absence de mesures spécifiques, les contaminations externes entrainent des conséquences majeures en termes de pourcentage de pensionnaires contaminés ». Il fallait donc éviter à tout prix la contamination. Quoiqu'il en coûte ! Le sort de nos Ainés venait d'être scellé. On avait à peine installé le carcan qu'on en resserrait déjà les boulons.

Pourtant, le Comité National Consultatif d'Éthique tenta bien de se porter au secours des pensionnaires d'Ehpad dans un avis daté du 30 mars 2020. Il y adressait une vibrante mise en garde au ministre de la Santé : « Vouloir leur imposer un confinement est extrêmement complexe, pouvant engendrer d'autres risques, notamment la décompensation psychique ». Dans son texte, en forme de plaidoyer, le comité rappelait très clairement la « nécessité de suivre les principes fondamentaux de respect de la dignité humaine et du droit au lien social dans le contexte de l'accompagnement et du soin aux personnes âgées ». Certaines pistes étaient même tracées, comme le remplacement rapide des professionnels arrêtés pour maladie, la préservation d'un espace de circulation physique, l'assistance aux familles souhaitant héberger au moins temporairement leur parent à leur domicile, et, déjà, l'organisation d'un accueil sécurisé pour les proches des résidents en fin de vie.

Bien sûr, comme de coutume, le gouvernement ne tint aucun compte de ces préconisations. Pire, on vit des directrices et directeurs d'établissements faire preuve d'un zèle coupable en visant le « zéro contamination », quitte à dépasser parfois les ordres supérieurs. On en oublia que l'entrée en Ehpad se faisait le plus tard possible, en moyenne à plus de 84 ans, avec une espérance résiduelle de vie d'environ deux ans et demi. Soit à peu près la durée moyenne d'une pandémie. Alors quel intérêt pour les pensionnaires de ces structures, au prétexte d'échapper au SRAS, de passer en réclusion la dernière ligne droite de leur existence, sans animation ni occupation, dans une sorte de quartier de haute-sécurité qu'on réservait jadis aux criminels les plus endurcis. Rien ne sert d'ajouter des années à la vie si l'on ne met pas de la vie dans ces années. Dès lors, ne valait-il pas mieux choisir l'enfermement entre quatre planches plutôt que l'incarcération entre quatre murs ? Triste dilemme…

Acte 2 : la Dépression

Si, sur la planète, la Covid est pandémique, en institution la dépression est endémique. Largement majoritaires, les veuves n'y sont pas toujours joyeuses. Même en temps normal ! Il est vrai qu'elles doivent assumer plusieurs deuils… Celui de leur conjoint, de leurs amis, de leur vie d'avant en bonne santé, de leur corps indolore, de leurs facultés intactes, mais surtout de leur place dans la collectivité. Et pour tout dire, de leur utilité sur cette Terre.

Celles et ceux qui, comme moi, travaillent dans ces structures, savent combien le repérage de cet état pathologique est souvent délicat, et combien son fatal corollaire, le suicide, reste malheureusement trop fréquent. Pour ne pas avoir à déposer sur les cercueils une gerbe portant l'inscription « Remords éternels », les soignants prennent certaines précautions. Ils enlèvent les clenches des fenêtres, vérifient l'absence d'objets dangereux cachés sous le matelas, surveillent la prise des médicaments et se méfient des câbles en tout genre. Mais ils ne peuvent rien contre la forme la plus commune d'autolyse, bien connue sous la dénomination usuelle de syndrome de glissement. Lorsque la chandelle de la vie n'éclaire plus l'avenir, que sa flamme devient trop vacillante, on peut être tenté de l'éteindre soi-même d'un dernier souffle et de se laisser glisser dans la tombe. Quand émerge, chez la personne âgée, la volonté d'en finir, elle s'impose à l'entourage et aux aidants. S'y opposer s'avère dès lors techniquement impossible et éthiquement discutable.

Malgré tout, a-t-on le droit d'abandonner des êtres humains à cette descente aux enfers vertigineuse ? Alors les aidants tentent d'anticiper, de dépister précocement l'état dépressif, d'éviter la grande dégringolade. Pour cela, nous disposons de deux moyens. Celui que personne n'utilise, le GDS, acronyme anglais de *Geriatric Depression Scale* signifiant échelle de la dépression en gériatrie. Et l'autre, la pesée mensuelle effectuée consciencieusement dans tous les Ehpad, à la recherche d'un éventuel amaigrissement. Car tous les soignants auraient pu le prédire si, au lieu de les stigmatiser et de les épuiser, on leur avait simplement posé la question. Les mesures inadéquates et les restrictions drastiques allaient forcément retentir sur l'alimentation. Effectivement, avec le moral en berne, le dégoût alimentaire se transforma très vite en rejet de la nourriture, l'inappétence devint anorexie...

Acte 3 : la Dénutrition

Elle accompagne toujours le glissement en l'accélérant. D'ailleurs on la représente sous la forme d'une spirale, une sorte de toboggan précipitant inéluctablement ses victimes vers la mort. Trois petits tours et puis s'en vont... Elle résulte avant tout d'une inadaptation des apports caloriques alimentaires aux dépenses énergétiques de l'organisme. En outre, il s'y ajoute un problème plus grave et caractéristique du métabolisme des personnes âgées.

Celles-ci utilisent les protéines de leur corps comme carburant à la place du sucre et des graisses, raison pour laquelle on parle de dénutrition protéino-énergétique.

Mais parallèlement à la destruction de leur masse musculaire, ou de ce qu'il en reste, les personnes âgées brûlent d'autres protéines beaucoup moins abondantes et bien plus importantes. En particulier celles qui circulent dans le sang comme les globulines, dont les gammaglobulines, qui correspondent aux anticorps et disparaissent dès le début de la dénutrition. Cela explique l'incapacité des plus âgés à fabriquer des défenses immunitaires… et l'inefficacité des vaccins dans cette population !

Déjà, bien avant la Covid, on déplorait chez de nombreux résidents l'existence de cette carence, véritable phénomène institutionnel de maltraitance, meurtrier à brève échéance avec une redoutable efficacité. Encore une conséquence de la mainmise des financiers sur la gestion d'Ehpad dans un marché du vieux qui dépasse allègrement les 30 milliards d'euros. En effet, les personnes âgées doivent ingérer quotidiennement au moins un gramme de protéines par kilo de poids corporel pour ne pas être en déficit. Or, les protéines d'origine animale, les meilleures sur le plan nutritionnel, impactent lourdement des budgets d'Ehpad siphonnés par des actionnaires de plus en plus voraces. Les portions se réduisent autant dans les assiettes que les effectifs salariés dans les structures. Alors dès qu'un résident fait la fine bouche devant son plateau, exit le steak et bonjour le complément nutritionnel. La fameuse crème dessert comme disent les connaisseurs. Avantage : le produit peut être pris en charge intégralement par l'Assurance-Maladie. Inconvénient : il ne remplace pas vraiment les protéines alimentaires. Ainsi, quand on s'amuse à déchiffrer la composition de ces succédanés, on reste sur notre faim… 70% d'eau ! Et pour le reste, essentiellement du sucre pour le goût, des lipides pour la satiété, des vitamines pour rien, et un peu de protéines de lait de vache pour justifier le prix. Inutile de souligner qu'on n'a guère de chances d'inverser la glissade fatale avec ce genre de produits.

Aussi, lorsque la crise sanitaire est arrivée, les repas, pris en solitaire dans la chambre en tête-à-tête avec soi-même, ont été expédiés de plus en plus rapidement. Les plateaux sont repartis en cuisine à peine entamés. Le résultat ne s'est pas fait attendre avec son cortège d'évènements péjoratifs, conduisant rapidement à la grabatisation, avec escarres en bonus et morphine en bolus. Jusqu'à l'exitus…

Acte 4 : le Décès

En attendant la parution des chiffres pour 2021, intéressons-nous à ceux de 2020 qui révèlent leur lot de surprises ! Premier étonnement avec l'INSEE qui nous annonce une surmortalité globale de 53.900 personnes par rapport à 2019, Ramené à l'augmentation de notre démographie, cela ne parait pas aussi catastrophique qu'annoncé. Encore plus surprenant est le nombre de décès français attribués provisoirement à la Covid, soit 64.600. Ce montant étant supérieur à celui de l'excès de mortalité, cela signifie que d'autres causes de décès ont diminué et que le confinement aura eu, au moins, un effet protecteur vis-à-vis des accidents de la circulation.

Mais ce qui laisse pantois est écrit dans le rapport 2020 de l'activité hospitalière. En premier lieu, on y découvre avec effarement que pour l'année 2020, sur la totalité des patients hospitalisés en France, les malades de la Covid ne représentent, en tout et pour tout, que 2% de l'ensemble des hospitalisations et 5 % des soins critiques ! On pourra toujours objecter que la Covid s'est concentrée sur deux vagues, celles-ci ont couvert environ la moitié de l'année. Donc, même en multipliant par deux ces pourcentages, on est très loin des données gouvernementales et de la panique absolue qu'elles ont abusivement provoqué. D'autant qu'il n'y aurait eu aucun risque de saturation si l'on n'avait pas bloqué depuis un demi-siècle, à un niveau ridiculement bas, le nombre de soignants en formation, y compris les médecins, ni fermé les lits à tour de bras dont encore 5.700 dans la première année pandémique !

Quelques lignes plus loin, on apprend que « 2% des personnes âgées de 80 ans et plus ont été hospitalisées pour COVID en 2020 ». On en déduira logiquement et a contrario que toutes les autres sont restées chez elles… ou en Ehpad, considéré aussi comme un domicile. Comme on nous indique parallèlement que 80% des décès Covid concernaient les plus de 75 ans, cela confirme officiellement ce que tous les soignants savent depuis longtemps, mais dont personne n'ose parler : dans notre beau pays, une fois atteint l'âge de cristal, on vous claque au nez la porte des services d'urgence. Ainsi, nos dirigeants ont laissé croire que les vieux embolisaient les lits hospitaliers alors qu'en fait, ils étaient cloîtrés dans leur ehpad pour y mourir de chagrin et de dénutrition. Cette sordide réalité est confirmée dans le même rapport par les chiffres de l'HAD, l'hospitalisation à domicile. Ainsi, sept HAD sur dix et 83% des décès ont eu lieu en institution. Avec à la clef, dans les deux-tiers des cas, de sévères carences alimentaires…

Mais le scandale ne s'arrête pas là. Il fallait absolument maintenir la pression pour imposer la future vaccination chez tous les séniors et leur entourage, et pour la rendre obligatoire chez les soignants. Pour cela, on devait d'abord étiqueter Covid tous les trépas susceptibles de l'être. Les certificats de décès ont été aménagés par une circulaire ministérielle, autorisant à inscrire dans la rubrique cause immédiate de la mort, la mention « cas probable de Covid » sur un simple soupçon et sans la moindre confirmation. D'autant que les examens post-mortem et autopsiques n'étaient plus autorisés, que les toilettes mortuaires ou rituelles étaient interdites et que la mise en bière devait se faire immédiatement, dérobant aux familles la possibilité d'un dernier adieu. Lequel leur était tout aussi défendu lors de l'enterrement du fait de la limitation stricte du nombre de participants.

Restera, pour la postérité, ce dernier coup d'éclat de notre inénarrable ministre à l'encontre des personnes âgées. Après les avoir privées de masques, de gel, de tests et de liberté, il décida de pondre, en même temps comme on dit maintenant, deux décrets contradictoires. Le premier déclarait l'hydroxychloroquine trop dangereuse pour leur vie et interdisait sa vente en pharmacie. Le second autorisait massivement l'accès au Rivotril® injectable afin de faciliter leur mort.

Allez, circulez… Au royaume d'Ubu, y'a rien à comprendre… !

Thyroïde, arrêtons le massacre !

En France, plus de trois millions de personnes avalent quotidiennement, avec une docilité exemplaire, leur dose de Levothyrox® ou l'un de ses concurrents. Pourtant, dans la plupart des cas, l'instauration de ce traitement hormonal thyroïdien s'avère injustifiée. Et quand elle fait suite à l'ablation chirurgicale de la thyroïde, celle-ci aurait pu être évitée neuf fois sur dix. Comment en est-on arrivé là ? Qui a mis en place ce jeu de massacre ? Peut-on quitter un jour la partie de « thyro-pigeons » ?

La stratégie marche toujours à la perfection, comme on a pu le constater encore très récemment avec la dernière crise sanitaire. D'abord, faire paniquer les foules avec des chiffres plus proches du comptoir de bistrot que des statistiques scientifiques. Ensuite, faire intervenir des spécialistes… surtout en matière de conflit d'intérêt. Puis s'appuyer sur un ministre de la Santé suffisamment craintif pour ouvrir son parapluie au moindre risque d'averse de critiques. Enfin, édicter une série de mesures témoignant plutôt du souci des intérêts privés de quelques-uns que de réelles préoccupations de santé publique. Chaque scandale a sa variante comme une sorte de marque de fabrique. Par exemple, la campagne vaccinale anti-Covid a été confiée, au mépris de nos milliers de hauts fonctionnaires, à des cabinets de conseil privés comme McKinsey dont les liens avec Big Pharma, et singulièrement avec Pfizer, sont de notoriété internationale. En ce qui concerne le Levothyrox®, son histoire mêle successivement le flair, l'audace et la perfidie du laboratoire qui l'a créé.

L'accident de Tchernobyl en Ukraine, le 26 avril 1986, projeta brutalement dans l'atmosphère un énorme nuage radioactif. Ce fut un triste coup du destin. La situation météorologique exceptionnelle qui généra de forts vents d'Est, poussant les poussières toxiques vers notre pays, fut un coup du sort. La fausse nouvelle propagée par le gouvernement de l'époque, selon laquelle le puissant anticyclone centré sur la France bloquerait la pollution à nos frontières, fut un coup tordu. L'augmentation exponentielle des pathologies thyroïdiennes dans les mois suivants fut un coup dur. Mais le coup de génie doit être mis à l'actif, c'est le cas de le dire, des commerciaux de Merck qui, les premiers, imaginèrent l'effet papillon que déclencherait ce chaos atomique. On ne peut pas reprocher à une entreprise privée à but lucratif de tirer un profit financier d'une situation résultant de la bêtise des politiques autant que de leur imprévoyance. Bêtise de ne pas avoir empêché le peuple de profiter du 1er mai le plus ensoleillé depuis que Météo France existe. Imprévoyance de n'avoir constitué aucune réserve de comprimés d'iode. Un peu comme si on ne disposait d'aucun stock de masques à l'arrivée d'une pandémie ! Suivez mon regard…

Vous êtes en droit de vous demander comment on pouvait soigner la thyroïde avant l'invention du Levothyrox® ? Eh bien, comme on le faisait depuis la nuit des temps. On enlevait les goîtres et on compensait les carences avec des extraits thyroïdiens. Dans les années 70, les pathologies thyroïdiennes étaient assez rares, les bilans biologiques quasi inexistants et on n'intervenait qu'en présence de signes cliniques patents. Inutile de dire que tout cela ne ressemblait en rien à une manne aux yeux cupides de Big Pharma. Quant aux médecins, comme moi, nous orbitions tranquillement dans notre petite soucoupe volante à des années-lumière du Big Bang qui se tramait sur la planète Thyroïde.

Le Levothyrox® fit son apparition à peu près en même temps que les cancers thyroïdiens, suite à l'accident de la centrale nucléaire ukrainienne. Les thyroïdes se mirent à sauter dans les blocs opératoires aussi vite que les bouchons de champagne dans les salles de réception un jour de l'An. Sauf qu'une fois la glande ôtée, la fête s'arrête… à moins d'apporter l'hormone toute faite. Pour cela, nous avions le choix entre les extraits thyroïdiens que nous connaissions bien et la lévothyroxine, ce nouveau produit plus affiné, mais sensiblement plus onéreux. Il fallait donc que le laboratoire se montre plus convaincant auprès des prescripteurs s'il voulait modifier leurs ordonnances. On nous présenta alors la TSH dont on nous expliqua doctement que cela correspondait à l'acronyme anglais « hormone stimulant la thyroïde ». Sécrétée par l'hypophyse, son taux augmentait lorsque la thyroïde « glandait » et que ses sécrétions hormonales, T3 et T4, s'asséchaient. En fait, nous avons rapidement compris que la TSH servait en réalité à « Traquer Systématiquement Hashimoto »…

Effectivement, les habitudes médicales commencèrent dès lors à changer. Auparavant, on ne prescrivait d'analyse hormonale qu'aux seuls patients présentant plusieurs signes évocateurs de pathologie thyroïdienne, aussi bien dans le sens d'un manque que dans celui d'un excès. Désormais, un seul signe suffisait à déclencher le bilan sanguin. Le plus souvent, un état de fatigue, des difficultés de démarrage matinal ou une déprime persistante. Peu à peu, le dosage de la TSH s'est inséré dans les bilans biologiques, singulièrement ceux des femmes. Les papillons glandulaires qui échappaient au grattage se faisaient épingler au tirage.

Chaque occasion était bonne à saisir, telle que les renouvellements de pilules, les check-up, voire le suivi d'autres maladies. Les collègues qui, parmi nous, pas forcément les plus nombreux, avaient l'habitude de palper la thyroïde de leurs patientes ne le faisaient plus puisque le contrôle de la TSH était demandé automatiquement. Bien sûr, à force de chercher, on trouvait… Exactement comme quand on farfouille dans une narine avec un écouvillon stérile à la recherche d'un germe quelconque. On redécouvrit alors le principe de Knock, à savoir que les gens bien-portants sont des malades de la thyroïde qui s'ignorent. Chez toute personne ne présentant strictement aucun symptôme, il suffisait de leur mettre sous le nez un élément chiffré et objectif pour leur proposer un traitement. L'aubaine était trop belle Or, justement, venait d'être commercialisé le traitement ad hoc dont les multiples dosages devaient permettre de trouver facilement chaussure à son pied.

Encore fallait-il franchir le pas… dans un marché monopolisé à cette époque par les extraits thyroïdiens. Utilisés depuis des lustres chez les patients hypothyroïdiens par carence hormonale, ils marchaient très bien et ne posaient aucun souci particulier. C'est alors que, par une coïncidence heureuse pour le laboratoire Merck, quelques médecins dénués de tout principe, associés à certains pharmaciens tout aussi peu scrupuleux, décidèrent de détourner les extraits thyroïdiens de leur usage en les utilisant dans le fructueux négoce de l'amaigrissement facile. Ces professionnels dits abusivement de « santé », prescrivirent, fabriquèrent et délivrèrent des gélules associant extrait thyroïdien, diurétique et coupe-faim. Grâce à ces « pilules magiques », les victimes, essentiellement des femmes, perdirent successivement de l'eau et du muscle, donc effectivement du poids, mais aussi leurs économies et parfois la vie. Aux grands maux, les grands remèdes, les extraits thyroïdiens furent strictement encadrés avant d'être totalement interdits. Ainsi, par le jeu de ces circonstances aussi tragiques que fortuites, le Levothyrox® se retrouva en situation avantageuse de monopole. Il suffisait que la TSH, dosée à titre systématique, surpasse légèrement les normes communément admises et nous enclenchions en toute bonne foi l'opération « Tout le monde sous Levo ».

Restait à définir les normes en question. On fit comme pour le diabète, le cholestérol ou la tension artérielle... Ce fut le fabricant qui proposa des chiffres à des sortes de VRP qu'on appelle couramment des « experts », lesquels validèrent ces données et les transmirent aux agences nationales qui les imposèrent aux médecins sous le contrôle répressif de la SS, ou Sécurité sociale, et des forces de l'Ordre. Au début, on y allait tout doux. On n'intervenait pas tant que le taux sanguin de TSH n'atteignait pas 10 mUI/L. On attendait un peu. On renouvelait l'analyse et on la complétait avec le dosage des T3 et T4 qui étaient le plus souvent normales. On dosait l'iode dans les urines de 24 heures, ce qui en général objectivait une carence que l'on compensait et tout rentrait dans l'ordre. Par la suite, de congrès endocrinologiques en articles scientifiques, les recommandations de bonnes pratiques médicales ont accentué la pression sur les frêles épaules des généralistes. On nous a expliqué que la TSH ultrasensible était une chance pour les futurs malades de la thyroïde parce que, précisément, elle était ultrasensible, ce qui permettait de placer les gens en bonne santé définitivement sous traitement substitutif, avant même que les troubles ne se manifestent. En supposant, bien sûr, qu'ils apparaissent un jour...

C'est ainsi qu'en quelques années, trois millions de nos compatriotes, dont plus de 90 % de femmes, se sont retrouvés à ingurgiter chaque jour que Dieu fait, un comprimé de Levothyrox®. Et à dose progressivement croissante, car la glande-papillon étant plutôt du genre « thyro-flanc », plus on en donne, moins elle en fabrique. Comme nous aimions à le répéter, « Levothyrox un jour, Levothyrox toujours ! » On aurait pu croire que les tonnes de comprimés vendus dans le monde quotidiennement et les milliards de recettes engrangées suffiraient au géant pharmaceutique. Que nenni ! Il lui fallait encore la goutte de lévothyroxine qui allait faire déborder le vase…

Au début des années 2010, le laboratoire Merck cherchait à se développer sur le marché asiatique et implanter en Chine une gigantesque usine ultramoderne pour y fabriquer ses médicaments vedettes… dont le Levothyrox®. Problème de taille : 90 % des Asiatiques sont intolérants au lactose qui est l'excipient de nombreux médicaments… dont le Levothyrox®. Celui-ci était donc invendable sur ce marché si l'on n'en retirait pas le lactose. Mais difficile de modifier, sans autre raison que commerciale, la formule d'un médicament ayant obtenu son autorisation de mise sur le marché avec un certain excipient. À moins d'y être contraint par les autorités sanitaires… Et c'est là que se produisit un petit miracle pour le fabricant. L'ANSM (agence nationale de sécurité du médicament) découvrit brutalement que les comprimés de Levothyrox® posaient depuis toujours un problème de stabilité dans le temps qui avait échappé à tout le monde, sauf à sa sagacité. Elle ordonna donc, en 2012, au laboratoire Merck de changer la formule qui pourtant n'avait jamais posé le moindre problème jusque-là. Surprenante coïncidence : le courrier de l'ANSM était signé par son directeur, lequel avait travaillé précédemment chez Merck… ! Cela ressemble une fois de plus à l'un de ces conflits d'intérêts dont notre beau pays s'est fait une spécialité mondialement reconnue. Quoi qu'il en soit, Merck trouva immédiatement LA solution, avantageuse et de circonstance, à savoir remplacer le lactose par… du mannitol. Lequel est, par hasard, parfaitement toléré par nos amis asiatiques, mais beaucoup moins par les Caucasiens que nous sommes. C'est alors que, comme par magie et devant les yeux ébahis de la communauté scientifique, les comprimés de Levothyrox® redevinrent stables dans le temps grâce à ce simple tour de passe-passe. Par contre, ceux qui se déstabilisèrent immédiatement, ce furent les dizaines de milliers de patient(e)s qui supportaient très bien leur comprimé quotidien avant qu'on en change la composition sans les avertir. Comble de la perversité, malgré le changement de formule, Merck fut autorisé à conserver le nom d'origine. Donc aucune possibilité pour les pharmaciens ne lui substituer un générique. Bien joué !

En janvier 2018, plus de 17.000 signalements d'effets indésirables, dont 19 décès, furent attribués à la nouvelle formule du Levothyrox®, selon un rapport de pharmacovigilance dévoilé par l'ANSM. En outre, ce rapport révéla que tous ces signalements émanaient de personnes qui n'avaient aucun problème avec l'ancienne formule et que le tiers des patients avaient vu leurs analyses perturbées avec la nouvelle composition du produit. Malgré tout, la ministre de la Santé de l'époque persista et signa, refusant de revenir à l'ancienne formule. Pire, des analyses plus précises du nouveau Levothyrox® annoncèrent la présence, dans le médicament modifié, de métaux lourds, en particulier du chrome, du nickel et l'inévitable aluminium, information confirmée par l'ANSM en juin 2018. Au printemps 2019, le tribunal de Lyon estima, en première instance, que Merck n'avait commis aucune erreur dans l'information donnée aux patients en ajoutant que la qualité et la valeur thérapeutique du médicament nouvelle formule étaient certaines. Heureusement, un an plus tard, les juges de la cour d'appel de Lyon reconnurent que le laboratoire avait commis une faute lors du changement de formule de son médicament et le condamnèrent à verser 1.000 euros à chacune des quelques centaines de victimes ayant poursuivi jusqu'au bout la procédure de plainte. Certes, une goutte d'eau dans l'océan des recettes rapportées par ce produit phare, mais une reconnaissance du délit en bande organisée ! La seule consolation de cette sordide affaire consiste en l'avènement de produits similaires, à efficacité égale, mais notablement mieux tolérés que la version trafiquée du Levothyrox®. Très vite, un tiers des prescriptions de ce produit ont été transférées vers la concurrence, soit un million de traitements. Et on peut imaginer que le système de vase communicant va continuer à fonctionner !

Cependant, le laboratoire ne semble pas avoir dit son dernier mot. L'abaissement outrancier du seuil de TSH, induisant la prescription de lévothyroxine, s'intensifie d'année en année et concerne des populations de plus en plus vastes. Comme celle des femmes enceintes, mises désormais de façon quasi systématique par les gynécologues sous l'indispensable Levothyrox® dès que leur TSH, dosée automatiquement lors du diagnostic de grossesse, dépasse… 2,5 mUI/L. J'ignore si ce procédé permettra de fabriquer des bébés plus intelligents, mais cela rendra probablement beaucoup de mamans définitivement hypothyroïdiennes. Et les actionnaires de Big Pharma encore un peu plus riches…

Médicaments : une pénurie alarmante... mais organisée !

Tout le monde en conviendra... Les fabricants de médicaments ne sont ni des associations caritatives, ni des institutions de bienfaisance, mais bel et bien des entreprises privées à but lucratif. Le sort des patients leur importe moins que le nombre de zéros avant la virgule sur leur compte bancaire et l'avenir plaqué or de leurs actionnaires.

Malgré le chiffre d'affaires astronomique, autour de 1.200 milliards de dollars américains, que réalise chaque année l'industrie pharmaceutique mondiale, celle-ci organise consciencieusement, depuis une décennie, une pénurie de médicaments afin de maintenir la croissance exponentielle de ses profits. Alors qu'en 2008 seule une quarantaine de références étaient déclarées manquantes à l'appel, on frôle aujourd'hui les 1.500, soit un médicament sur huit !

Certes, parmi les traitements défaillants, on note la présence de produits non vitaux, mais aussi de plus en plus de ce qu'on appelle des médicaments d'intérêt majeur tels que des anticancéreux, des antiépileptiques ou des antidiabétiques, dont l'interruption peut avoir des conséquences tragiques. En regard de ce phénomène aussi expansif que prévisible, tout gouvernement responsable et soucieux de la santé de ses administrés aurait pu, depuis longtemps, se poser deux questions existentielles: quelles sont les causes de cette carence galopante et y a-t-il des solutions à la pénurie ?

Encore responsables, mais jamais coupables !

À en croire les économistes spécialisés dans le domaine sanitaire, tous les intervenants sont concernés, sauf les malades, qui, eux, sont consternés... Au premier rang des « responsables mais pas coupables », on trouve bien sûr les laboratoires. Pour limiter de façon drastique les taxes, charges salariales et autres coûts de production, ils se sont rués sur les pays pauvres. Pardon ! Sur les continents en voie de développement, comme l'Amérique du Sud, l'Afrique et surtout l'Asie, dont la Chine et l'Inde, qui fournissent à la planète entière la plus grande partie des matières premières indispensables.

Mais deux imprévus sont venus perturber la belle mécanique. D'abord le grand écart séparant les principes de rentabilité des obligations de qualité. Il est nettement moins simple de réaliser des produits de santé à bas coût que de façonner des jouets à prix cassés ou de coudre des vêtements bas de gamme. Il faut trois à dix ans pour créer une usine chimique là où quelques jours suffisent à aménager un atelier dans un bâtiment inoccupé. Si bien que le nombre de sous-traitants de Big Pharma en Asie du Sud-Est a fondu comme beurre en poêle. Avec comme principale conséquence que, lorsqu'une grosse entreprise indienne vient à manquer d'un excipient de base ou qu'un honorable industriel chinois voit son personnel tomber comme des mouches à la suite d'une infection à coronavirus, l'approvisionnement pharmaceutique se met aux abonnés absents.

Ensuite, cette politique tiers-mondialiste s'est trouvée confrontée au développement plus rapide que prévu des cinq nations intégrées dans l'acronyme BRICS, à savoir le Brésil, la Russie, l'Inde, la Chine et, plus récemment, l'Afrique du Sud. Lesquelles représentent justement les principales terres d'accueil de l'industrie médicamenteuse internationale. Et ces paradis financiers ont commencé à instaurer une sorte de protectionnisme sanitaire à l'égard de la marchandise sortant des usines implantées sur leur sol national, en se réservant une partie non négligeable de la production pour soigner les maladies de leurs propres ressortissants. Cela constitue certainement, pour les populations en cause, une honnête compensation aux dommages collatéraux, mais participe inévitablement à la pénurie chez les autres. Précisément ceux qui ont préféré délocaliser simultanément leur production clinique et leur pollution chimique...

Votre santé n'a pas de prix, mais elle a un coût...

En second lieu, il faut souligner le rôle des pouvoirs publics et des autorités sanitaires. À force de confier notre santé à des comptables dont le seul souci consiste à faire des économies, singulièrement celles de bouts de chandelle, nous en sommes arrivés à une situation aussi absurde que préoccupante. Déjà, pour réduire les prescriptions, on a supprimé les prescripteurs, en inventant le numerus clausus et en bloquant au même chiffre depuis un demi-siècle le nombre annuel de médecins formés en France. Cela ne suffisant pas, nos omniprésents technocrates se sont attaqués à un vieil adage, respecté partout sauf chez nous : la santé n'a pas de prix mais elle a un coût.

Et oui ! Quand on prône le « quoi qu'il en coûte » pour tout et pour tous, on doit y inclure la prise en charge sanitaire. Si la longévité augmente grâce aux progrès technologiques, l'espérance de vie en bonne santé recule chaque année. Il serait temps de s'en rendre compte. Surtout à l'heure où se profilent, dans une concordance des temps cocasse, deux projets remarquablement complémentaires dans leur logique économique : retarder le départ en retraite et faciliter l'euthanasie. Deux puissants vecteurs de gains pour la Sécurité Sociale...

Alors, pour diminuer les dépenses médicamenteuses, les négociateurs du ministère de la Santé imposent depuis des décennies aux fabricants des prix si bas que ceux-ci préfèrent vendre leurs produits bien plus cher à nos voisins européens, en profitant d'une incroyable et totale absence de coordination entre partenaires. Dans le domaine sanitaire comme ailleurs, l'Europe brille par la seule loi du marché qu'elle connaisse, celle du « chacun pour soi ».

Quant aux professionnels de santé, ils prennent également part à la pénurie. Lorsqu'ils prescrivent, les médecins ont parfois la main lourde, incités en cela par le réseau commercial des labos mais aussi par des autorités de tutelle qui répercutent en termes de « bonnes pratiques médicales » certains principes inspirés directement des résultats d'études commanditées par les mêmes labos auprès d'experts dont beaucoup siègent dans nos institutions. Cela aboutit à des prescriptions systématiques et souvent discutables comme celles de statines à tous les diabétiques ou de Levothyrox à un maximum de femmes enceintes.

Un cas d'école : l'amoxicilline

L'amoxicilline a disparu des comptoirs d'apothicaires. Ce n'est pas vraiment une surprise tant cet anti-infectieux a été prescrit à tour de bras, en particulier aux enfants. S'il paraît facile aux bureaucrates de dégainer des slogans selon lesquels « les antibiotiques, c'est pas automatique », dans la vraie vie, notamment celle qui tente de résister au fond des provinces reculées, il devient de plus en plus difficile de s'en passer. Notamment sous la pression de parents inquiets à l'approche de la nuit ou du week-end, avec la perspective de ne pas trouver de médecin disponible et de devoir parcourir des dizaines de kilomètres jusqu'à l'hôpital de Tataouine.

Alors, depuis des lustres, on a recours à la prescription préventive en particulier celle d'amoxicilline ajoutée à la sauvette en toute fin d'ordonnance pour le cas où les choses ne s'amélioreraient pas assez rapidement. Une fois acheté, le flacon merveilleux sera soit administré abusivement pour une infection virale comme la bronchiolite, dont l'épidémie annuelle prend des proportions inusitées, soit conservé jusqu'à péremption puis jeté lors du prochain tri de la boîte à pharmacie familiale, aggravant le vide sur les rayons des officines rurales.

Il en résulte une pénurie qui oblige les thérapeutes à se tourner vers d'autres molécules avec lesquelles les germes font connaissance plus tôt que prévu et acquièrent de ce fait une antibiorésistance progressive rendant de plus en plus problématique la résolution des pathologies microbiennes.

Paracétamol : la Covid a-t-elle vidé les stocks ?

On peut aussi citer au rayon des trous d'air dans l'approvisionnement des grossistes le paracétamol. Cet antalgique antipyrétique subit comme d'autres la grave pénurie actuelle. Mais, aux causes déjà décrites s'en ajoute une autre, conjoncturelle, liée à la Covid-19. En effet le triptyque proposant comme traitement unique de la pandémie le sinistre enchaînement des « 3 D », Domicile – Doliprane – Décès, a apporté, parmi son lot d'événements indésirables, celui d'entraîner une surconsommation de paracétamol. Quand sont apparus les vaccins contre le virus pandémique, on aurait pu espérer une baisse de l'utilisation de cette substance dont la toxicité mérite de ne pas être autant sous-estimée. La consigne a été diffusée dans tous les vaccinodromes de faire prendre l'indispensable comprimé en même temps que l'injection et au cours des jours suivants afin de masquer des effets secondaires incontournables de la piqûre et d'en camoufler les remontées au niveau de la pharmacovigilance.

Et quand on s'est rendu compte que la vaccination n'immunisait pas plus contre le Corona que la bière du même nom, on a ressorti le bon vieux paracétamol, vidant les fonds de cale des porte-conteneurs asiatiques jusqu'à l'actuelle rupture de stock. Sans compter que l'Ukraine comptait, elle aussi, parmi nos plus gros fournisseurs de paracétamol avant les difficultés que l'on sait...

Une solution risible…

Existe-t-il des solutions ? À cette interrogation prégnante, l'Europe vient de nous apporter une réponse hors sol, sous la forme d'une aggravation des sanctions contre les labos qui n'assureraient pas la pérennité des réserves. Mais si ! On vient ainsi de passer de deux mois à quatre mois de stock obligatoire pour les médicaments prioritaires sous peine d'une amende financière, laquelle bondirait de 10 à 20% du chiffre d'affaires rapporté chaque année, à son fabricant, par le médicament manquant.

Cette foutaise aurait de quoi bien faire rire si le sujet n'était pas aussi tragique. Que peut faire le gendarme européen contre une industrie intouchable qui gouverne la planète en lui faisant faire exactement ce qu'elle veut. On vient de le constater au cours des mois écoulés avec une Europe qui a acheté des tonnes de *remdesivir* à 2.000 euros la dose, moins efficace et plus toxique que la controversée hydroxychloroquine, une Europe qui a déchargé les producteurs de vaccins de toute responsabilité en cas d'accident, qui a toléré qu'on injecte à des femmes enceintes des substances en phase expérimentale, qui a investi des milliards dans des vaccins aussi immunisants qu'un rhume.

Comment peut-on nous proposer, comme remède d'urgence à une situation de crise, d'augmenter les pénalités pécuniaires contre Big Pharma ? Alors qu'on n'a encore jamais réussi à lui faire cracher le moindre subside depuis 15 ans et que sur la même période la pénurie de médicaments a été multipliée par trente ! Il y a vraiment de quoi ressentir les prémices d'une irritation quelque peu justifiée. Décidément, si Ubu devait doter son royaume d'un gouvernement, il choisirait le Parlement européen...

Mes suggestions humbles… mais réalistes

Pourtant de vraies solutions existent. D'abord, décider aujourd'hui même de tout relocaliser chez nous. Il faut trois à dix ans pour construire une usine de médicaments. Donc ne perdons plus une minute et demandons à nos dirigeants d'engager une politique volontariste au lieu de nous endormir avec un hypothétique retour à la normale aux environs de la Saint-Glinglin.

Ensuite, harmoniser la politique d'achat des produits de santé à l'échelon européen, avec un prix unique pour chaque médicament, basé sur l'euro et s'appliquant partout afin d'éviter toute surenchère. Il est insupportable que l'Allemagne, l'Espagne ou l'Italie puissent acquérir, plus cher et donc préférentiellement auprès de l'industrie pharmaceutique, les médicaments qu'on nous refuse au motif que nos prix d'achat sont trop bas.

Vendre les médicaments à l'unité pour supprimer les retards et les coûts liés au conditionnement. En effet, pourquoi ne pas appliquer aux denrées de consommation courante que sont devenus les produits de santé des principes identiques à ceux pratiquées dans l'alimentaire. D'autant que ce sont souvent les mêmes entreprises...

Délivrer uniquement la quantité nécessaire pour un traitement dans le but de limiter le gaspillage et d'interdire le stockage abusif chez les particuliers.

Autoriser la mise sur le marché exclusivement aux génériques qui correspondent en tous points aux princeps au niveau de la galénique, du dosage en principe actif ou du choix des excipients, afin qu'ils redeviennent de véritables copies conformes et soient acceptés de toutes et de tous. Les centaines de millions d'euros dépensés chaque année en hospitalisations iatrogéniques, dont 12 000 chez les personnes âgées du fait que certains génériques ont une efficacité aléatoire et une tolérance douteuse, pourraient avantageusement être réaffectés à la négociation des prix des médicaments.

Obliger les grossistes à respecter la loi les contraignant à détenir en permanence 90 % des références existantes avec au moins 15 jours de stock.

Forcer les laboratoires qui commercialisent les 105 médicaments jugés dangereux par la revue Prescrire à ne plus les fabriquer mais à reporter leurs efforts et, accessoirement, leurs chaînes de production sur d'autres molécules.

Vite, il y a urgence...

L'heure n'est plus à la tergiversation ou aux discussions politiciennes oiseuses. La quête permanente et frénétique de profit par l'industrie pharmaceutique aboutit à des dérives extrêmement dangereuses pour l'humanité. Après des siècles de progrès médicaux et d'innovations techniques, une vague de décroissance sanitaire semble arriver. Après l'abondance, la carence ; après le plein, le vide. Il est venu le temps des déserts médicaux, des suppressions de lits, des fermetures d'hôpitaux, des épidémies incontrôlables et des pénuries de médicaments.

Il est urgent de réagir et de ramener les lobbies dans les bornes de la raison en reprenant la main sur la gestion de notre santé publique. Nous en avons les moyens, il suffit maintenant d'en avoir la volonté. Mais il faut faire vite, sinon, dans peu de temps, seuls les plus riches accèderont aux soins... et aux médicaments !

Médecins généralistes : les vraies raisons de la colère

J'apprends que mes confrères auraient récemment exprimé leur exaspération… Il s'agissait probablement d'une grève du zèle, cette façon civique et confidentielle, donc inefficace, de manifester son mécontentement. Et comme d'habitude, ce mouvement s'est borné à quelques gesticulations d'une poignée de récalcitrants, tandis que la majorité silencieuse continuait son chemin sans broncher. L'inertie remarquable du corps médical aura permis, en quatre décennies de maltraitance institutionnelle, de lui faire avaler plus de pilules amères qu'il n'y a de boîtes de paracétamol sur les présentoirs des pharmacies en période pandémique. Quel dommage que les syndicats de généralistes, qui passent leur vie à se tirer dessus au lieu de défendre conjointement les intérêts de leurs adhérents, ne puissent être remplacés par une filiale de la CGT, acronyme en l'occurrence de Confédération Générale des Toubibs, qui appliquerait sans état d'âme ses traditionnelles méthodes, si éprouvées… et si éprouvantes !

Avec une telle organisation aux commandes de la révolte, on passerait sans sommation à l'artillerie lourde avec fermeture nationale de l'ensemble des cabinets des médecins traitants. Plus de soin de premier recours, ni de prescription thérapeutique, ni de renouvellement de traitement. Des morts par dizaines, quotidiennement, jusqu'à l'aboutissement des négociations. Une force de frappe terrifiante, bien supérieure au kidnapping des voyageurs par les cheminots, aux opérations « escargot » organisées sur les autoroutes par les agriculteurs ou au blocage des dépôts d'essence par les chauffeurs-routiers. De quoi faire plier dans l'heure n'importe quel gouvernement…

Pour les médecins, l'éthique, c'est pas du toc…

Mais que l'on se rassure, cela n'arrivera jamais. Car les médecins, comme tous les soignants, en ville ou à l'hôpital, ont des principes moraux inaliénables et le sens des responsabilités. En haut lieu, personne ne l'ignore, ce qui a toujours permis à nos dirigeants d'imposer aux soignants des choses dont ils n'oseraient même pas évoquer l'hypothétique éventualité devant les salariés de la SNCF par crainte de déclencher instantanément une énième grève préventive, perlée et non déclarée.

Si bien que cette rébellion en blouse blanche est passée totalement inaperçue. Ainsi que ses légitimes revendications, dont au final personne n'a eu vent. En fait, de cet épiphénomène parfaitement anecdotique, le bon peuple ne retiendra que le seul message que le gouvernement ait ordonné à ses fidèles médias de diffuser en l'amplifiant, à savoir que les nantis voulaient faire passer la consultation de 25 à 50 euros. Non mais, vous vous rendez compte ? Et pourquoi pas la multiplier par deux tant qu'on y est… ! Ce qui, vu par le petit bout de la lorgnette, rend effectivement la réclamation plutôt extravagante, et, par voie de conséquence, la rancœur des omnipraticiens incompréhensible, voire complètement injustifiée, aux yeux du plus grand nombre. De plus, comme si cela ne suffisait pas pour stigmatiser publiquement cette ébauche de rébellion médicale, le nouveau ministre de l'assurance-maladie et des économies sur la Santé s'est autorisé à y ajouter une condamnation péremptoire de circonstance. Comment pouvait-on se permettre, selon lui, quand on était un soignant français, par définition presque bénévole et corvéable à merci, de proclamer sa contrariété en pleine période de triple épidémie, covidienne, grippale et bronchiolitique ?

Pourtant, Monsieur le Ministre, les généralistes ne sont pour rien dans la fermeture, en quelques années, de 20.000 lits hospitaliers, dont une grande partie en services de réanimation, obligeant maintenant à entasser les urgences dans des couloirs insalubres sur des brancards de fortune rappelant les dispensaires de brousse au temps lointain des républiques bananières. Il ne leur incombe pas davantage la faute d'avoir, par susceptibilité de mauvais aloi, interdit le retour au travail de milliers d'infirmier(e)s et d'aides-soignant(e)s coupables d'avoir refusé de se faire administrer de force un vaccin pour le moins inutile, sinon carrément dangereux. Une décision obtuse qui a eu, comme conséquence tragique, d'aggraver singulièrement la pénurie majeure dont souffrait déjà notre pays en personnel soignant et de provoquer chez les salariés restés fidèles au poste un terrible burn-out et des arrêts de maladie en cascades.

Ainsi tout le monde l'aura compris. Le malaise de nos généralistes est ancien, profond, complexe, et risque d'aboutir inéluctablement à la disparition de l'exercice médical à la française. De cette de médecine de famille qui prend en charge les patients de leur premier cri à leur dernier souffle, qui sait retrouver chez les nouveau-nés certains caractères génétiques de leurs grands-parents, qui connaît tous les secrets des uns et des autres en les protégeant jalousement, qui dans la même journée revêt les attributs de toutes sortes de spécialistes, passant allègrement du pédiatre au gériatre, du gynécologue à l'urologue, du cardiologue au pneumologue, sans oublier de se transformer en urgentiste la nuit ou le week-end. Cette médecine de proximité qui aborde l'être-humain dans sa globalité, dans sa dimension physique, psychique et sociale, sans découper les individus selon les pointillés, façon viande de boucherie. Cette médecine-là a existé. Je le sais pour l'avoir pratiquée pendant quatre décennies.

Un nombre dramatiquement insuffisant de médecins formés

Alors quelles sont les vraies causes de cette colère ? La principale est indubitablement liée au numerus clausus, ce nombre limité d'étudiants en médecine autorisés en fin de première année à passer à l'échelon supérieur, ce qui correspond peu ou prou au chiffre des médecins arrivant sur le marché en fin d'études, toutes qualifications et tous modes d'exercice confondus. Basée sur l'idée lumineuse d'un technocrate, cette aberration a abouti à un blocage si rigide en termes d'admissions que beaucoup qualifient encore ce goulot d'étranglement de numerus sclerosus. On note en effet qu'en 1971, lors de son instauration, le nombre fatidique s'élevait à 8.400 avant de s'effondrer autour de 3.500 dans les années 90 puis de remonter péniblement à moins de 9.400 en 2021, confirmant au passage qu'il n'y a jamais eu de véritable « suppression », contrairement aux annonces officielles.

Pourtant ce nombre, même s'il dénote un début d'assouplissement, s'avère encore très insuffisant. En effet, il ne tient aucun compte du pourcentage de carabins qui n'exerceront pas pour diverses raisons comme par exemple élever leurs enfants ou s'occuper d'un parent malade. Ou encore ceux qui se tournent en cours de route vers d'autres activités, souvent sans lien avec le soin mais jugées plus intéressantes ou simplement plus lucratives. Sans oublier tous ces autres qui optent pour un départ à l'étranger ou le retour dans leur pays d'origine. Ainsi, moins de 10% des médecins formés chaque année s'installent en libéral et parmi eux, très peu en médecine générale.

De quoi décourager les meilleures volontés

Pour bien comprendre cette carence d'engouement, mettons-nous un instant à la place d'un jeune provincial lambda se sentant, depuis toujours, vocation à exercer en tant que généraliste en milieu semi-rural. Il a suivi une filière scientifique car on lui a assuré que c'était la meilleure voie d'accès au Graal en forme de caducée. Il a obtenu son bac haut la main avec une excellente mention qui augure favorablement de son résultat au concours initial. Le jour de son inscription en faculté de médecine de médecine, il apprend qu'on vient de lui rajouter encore une année supplémentaire, la dixième, à exécuter obligatoirement comme simple stagiaire dans un territoire sous-médicalisé. Le soir même, il entend sur une chaine d'informations qu'un obscur député de province s'apprête à faire passer une loi imposant une coercition à l'installation, ce qui signifie qu'il n'exercera pas son art où il « voudra » mais où il « pourra ». On va ainsi exiger qu'il passe vraisemblablement l'intégralité de sa carrière dans un « désert médical ». Un vaste secteur géographique dans lequel l'homo politicus et son fidèle complice l'enarcus vulgaris, ont irrémédiablement détruit toutes les activités humaines. Une immense étendue dénudée qui a submergé nos campagnes, recouvert les bourgades provinciales et qui engloutit déjà les villes moyennes. Car il faut le savoir, un désert médical c'est d'abord et avant tout un désert économique et administratif dans lequel on voudrait propulser, comme on envoie un astronaute sur la Lune, un médecin et sa famille, sans possibilité d'emploi pour le conjoint, sans école pour les gamins, sans commerce de proximité et sans réseau pour les smartphones. Quant à Internet, en raison de la lenteur abyssale de son débit en zone blanche, vouloir y implanter des cabines de téléconsultation semble aussi farfelu que d'installer des châteaux d'eau au milieu du Sahara. Si bien qu'au moment de s'engager sur cette longue course d'obstacles, notre poulain risque fort d'être pris d'une irrépressible envie de fuir les bancs de faculté au triple galop, histoire de voir si l'herbe ne serait pas plus verte ailleurs.

Un manque crucial d'attractivité pour la médecine générale

Car si la rigueur de la sélection initiale et la longueur des études jouent clairement un rôle de repoussoir auprès des futurs disciples d'Hippocrate, le manque criant de vocations pour la médecine générale s'explique également par la perte d'attractivité de ce métier. Outre les conditions souvent difficiles de l'exercice avec des horaires extensibles à l'infini, des gardes ou astreintes sans récupération et une vie familiale inexistante, il faut reconnaître que la nomenclature, qui correspond à la tarification des actes médicaux, n'a pas non plus de quoi susciter l'envie de s'installer chez les jeunes pousses. Nos honoraires comptent parmi les plus bas d'Europe et des pays industrialisés comparables, lesquels sont en moyenne 2 à 4 fois plus élevés. Et comme, à l'inverse, nous figurons en tête de gondole des nations les plus taxées au monde, le moral du confrère en devenir risque de ressembler rapidement à la grande stalactite du gouffre de Padirac. Surtout s'il s'intéresse au montant réel de la pension que lui versera à terme la CARMF, caisse de retraite unique et obligatoire des médecins français. Sans adéquation ni avec les sommes astronomiques prélevées annuellement, ni avec le revenu d'activité, la modicité de cette pension incite les médecins à poursuivre leur sacerdoce jusqu'au bout, quitte à mourir en scène comme Molière. Et cela n'ira pas en s'arrangeant avec cet organisme qui refuse toute réévaluation des retraites à ses bénéficiaires pour protéger ses réserves de sept milliards d'euros… lesquelles s'évaporeront de toute façon lors de l'instauration de la retraite universelle !

Mais plus grave, l'exercice même de la médecine générale a perdu de son intérêt. L'éventail des compétences du généraliste s'est réduit comme peau de chagrin au cours des dernières années. D'abord au profit des spécialistes, ce qui peut à la rigueur se concevoir pour les actes techniques, moins facilement pour les simples suivis de pathologies ou la surveillance basique des constantes physiologiques. Mais voilà qu'on commence à confier aux pharmacien(ne)s, aux sage-femmes et aux paramédicaux la substantifique moelle de la médecine générale. De la prise de tension artérielle à la pesée des nourrissons, de la surveillance des diabétiques à celle des personnes sous anticoagulants, de la prescription antibiotique au renouvellement des traitements de fond, de l'ordonnance de kinésithérapie à l'injection des vaccins, l'essentiel du boulot des généralistes est dispatché à leurs partenaires. Alors qu'on impose une décennie complète de formation aux étudiants en médecine générale pour apprendre à réaliser des actes, on autorise d'autres à les effectuer avec deux fois moins d'années d'études. Et chaque médecin continue à payer, souvent très cher, une assurance en responsabilité civile professionnelle … juste pour remplir de la paperasse ! On peut comprendre que cela énerve tous nos confrères. Sauf apparemment ceux de l'Ordre qui contemple, avec son apathie coutumière, la profession médicale se faire dépouiller de ses plus beaux atouts.

Une situation affligeante mais pas désespérée

À force de répéter que la santé n'a pas de prix mais qu'elle a un coût et de s'acharner à tirer celui-ci vers le bas, les conséquences n'ont pas tardé à apparaitre. Avec des pénuries à tous les étages : manque de matériel hospitalier depuis longtemps ; raréfaction actuelle des médicaments courants ; demain peut-être, disparition des professionnels de santé… Si bien que la France, citée naguère en exemple pour son système de santé, a sombré aujourd'hui dans les profondeurs de tous les classements. Cependant, en médecine comme ailleurs, il n'est pas forcément trop tard pour bien faire… Alors, même si je n'ai aucune chance d'être un jour ministre en raison de défauts rédhibitoires comme la méconnaissance de la langue de bois et une fâcheuse tendance à tenir mes promesses, je me permettrai de proposer ici, en toute humilité, quelques pistes de réflexion pour tenter de redresser la barre avant le naufrage prophétisé :

Augmenter immédiatement le numerus apertus en faculté de médecine à 12.000 étudiants et l'adapter ensuite à l'évolution démographique en aidant les facultés à les accueillir.

Proposer des passerelles multiples vers les autres professions de santé pour les recalés.

Créer un « master en médecine générale » sur 5 ans d'études permettant d'exercer en secteur sous-médicalisé avec un senior et en contrat de collaboration libérale permettant d'appliquer les tarifs en vigueur.

Autoriser ces stagiaires à soutenir leur thèse après 4 années d'exercice obligatoire en secteur sous-équipé et à s'installer ensuite librement ou rester sur place

Favoriser l'exercice de groupe par le financement de locaux et de matériel en zone sous-dotée.

Mettre à disposition des médecins ruraux, des assistants médicaux pour effectuer l'essentiel des tâches administratives et de secrétariat.

Passer l'acte C à 30 euros de suite puis l'augmenter d'un euro par an systématiquement au 1er janvier, jusqu'à atteindre 50 euros et réévaluer la situation. Prévoir des coefficients pour les consultations supérieures à 20 minutes en fonction du temps passé.

Revoir à la hausse de façon substantielle l'indemnité de déplacement et l'indemnité kilométrique inchangées depuis des lustres, afin d'encourager l'installation en milieu rural.

Sanctionner les demandes abusives de visite à domicile et faire payer les rendez-vous non honorés.

Condamner de façon exemplaire les auteurs d'agression, sous quelque forme que ce soit, contre les médecins ou leur personnel.

Après cela, on pourra peut-être envisager l'avenir plus sereinement…

Médicaments génériques, une tromperie aggravée…

Si ce titre interpelle, il demeure moins choquant que celui du LEEM, consortium des entreprises du médicament, lequel n'hésite pas à diffuser sur le web son slogan mensonger : « Les médicaments génériques, des copies conformes ! ».

Ce discours lénifiant constitue en réalité une monstrueuse mystification, colportée depuis l'entrée des génériques dans la pharmacopée française, en 1996. Cette imposture contribue à duper les patients et à leur faire courir des risques parfois très graves pour leur santé. D'autant que, à l'inverse des antibiotiques, les génériques, « c'est automatique ».

Et pour enfoncer le clou dans le crâne des récalcitrants, on utilise un marteau législatif de plus en plus lourd afin que nul ne puisse échapper à la substitution de son traitement initial. Le temps est venu de remettre les choses au point et de corriger un certain nombre de contrevérités habilement propagées au cours des deux dernières décennies par l'industrie pharmaceutique et ses relais gouvernementaux.

Une histoire de gros sous !

Sur le principe, chacun tire son épingle d'un jeu triangulaire. D'un côté, le laboratoire qui a déposé le brevet du médicament original bénéficie d'une période de protection.

Celle-ci lui permet d'amortir ses frais de recherche en recueillant un excellent retour sur investissement. En prime, il engrange des gains suffisamment substantiels pour, nous dit-on, engager d'autres travaux scientifiques susceptibles d'induire la découverte de nouvelles molécules thérapeutiques. D'un autre côté, les génériqueurs s'enrichissent en vendant leurs imitations en moyenne 30 % moins cher que les princeps du fait qu'ils sont exonérés de toutes les dépenses liées à l'obtention du brevet, tombé dans le domaine public. Enfin, dernière roue du tricycle, le gouvernement, qui fait des économies annuelles estimées à près d'un milliard et demi d'euros… Une sacrée rente !

Pourtant, cette image idyllique se ternit rapidement sous le projecteur de la vérité. En préambule, on regrette que les malades aient été une fois de plus exclus de cette figure géométrique et leurs intérêts sanitaires sacrifiés sur l'autel du profit budgétaire. Par ailleurs, la période de protection du brevet du princeps, jadis d'une trentaine d'années, tend à fondre comme neige au soleil pour atteindre au mieux dix ans avant qu'il ne soit livré en pâture aux fabricants de génériques. Ce qui constitue un délai passablement court pour amortir les coûts préliminaires et décourage toute velléité de recherche de molécule innovante en pathologie courante. Ainsi, il n'y a eu aucune avancée thérapeutique réelle depuis l'envahissement du marché par les génériques, sauf peut-être en oncologie vu le prix exorbitant des nouveaux anticancéreux.

Un coût humain élevé…

Quant aux prétendues économies réalisées grâce aux génériques, on nage en pleine affabulation politicienne. Car, comme toujours, les comptables des finances publiques ne s'intéressent qu'à la colonne des recettes et jamais à celle des dépenses induites par leurs idées de technocrates.

Or l'iatrogénie médicamenteuse, définie par l'OMS comme l'ensemble des effets nocifs, involontaires et indésirables des médicaments, a « un coût humain et économique très élevé », selon les propres termes de l'Assurance maladie. Celle-ci ajoute même sur son site Internet que « la population des personnes de 65 ans et plus, hospitalisées pour iatrogénie, représentait plus de 115.000 patients en 2011. Le nombre de décès à l'hôpital était de 7.457 la même année ».

Curieusement, la CNAM n'a voulu ni reconnaître le rôle primordial des génériques dans cette iatrogénie gériatrique ni actualiser ses chiffres au vu de leur constante aggravation jusqu'à aujourd'hui. Les personnes âgées sont en effet fortement consommatrices de génériques, d'abord pour des raisons financières évidentes à cause du décret intitulé *Tiers-payant contre génériques*, une loi scélérate signifiant « mon générique, tu l'acceptes ou tu t'endettes ».

Mais surtout parce que leurs traitements chroniques prolongés constituent les cibles privilégiées des génériqueurs. On retrouve ainsi dans les classes pharmaceutiques multicopiées les diurétiques, les anticoagulants, les antihypertenseurs, les antalgiques et les antidiabétiques, qui sont à la fois les plus fréquemment rencontrées dans les pharmacies des Ehpad et celles qui sont le plus souvent mises en cause dans les accidents iatrogéniques graves. Alors, quand on connaît le tarif d'une journée d'hospitalisation, notamment en soins intensifs, on peut faire taire les clairons et relativiser l'intérêt monétaire de la substitution forcée par les génériques. Sans compter les pertes en vies humaines qui, elles, n'ont pas de prix…

Une vraie copie ou une pâle imitation ?

Les seuls vrais bénéficiaires du marché de dupes organisé autour des génériques sont donc les firmes qui les produisent… et les pays, en général pauvres, qui accueillent leurs usines. Il faut dire qu'outre les avantages financiers mirobolants qui leur sont octroyés, les fabricants de génériques bénéficient d'une liberté de manœuvre quasi totale pour façonner leurs médicaments. En effet, peu de gens le savent, mais il existe deux failles majeures, tout à fait incroyables, dans la législation internationale qui vont à l'encontre des intérêts sanitaires de la population et dont on s'explique mal qu'elles aient pu échapper à la sagacité des bureaucrates. Sauf à ce qu'elles découlent peut-être d'arrangements aussi occultes qu'inavouables…

La première absurdité se produit lors qu'un médicament princeps tombe dans le domaine public. Figurez-vous que, ce jour-là, seul le brevet du principe actif est récupérable par le génériqueur. Les autres brevets, en particulier ceux relatifs aux procédés de fabrication et aux excipients, sont conservés par le laboratoire d'origine. Par conséquent, le génériqueur peut, au motif qu'il ne dispose pas des brevets annexes, inventer une lointaine contrefaçon du princeps n'ayant strictement aucun point commun avec la spécialité initiale… en dehors bien sûr de la molécule active ! Difficile à croire et pourtant tout cela est parfaitement légal puisque l'imitateur n'a qu'une seule règle à respecter, consistant à mettre dans ses génériques la même quantité de la substance active, celle dont la formule chimique a été rendue publique. Aucune obligation de copier aussi le reste, puisque les brevets annexes restent protégés…!

Le gros problème des génériques

La seconde aberration paraît encore plus stupéfiante. Elle porte sur les conditions d'obtention d'une AMM ou autorisation de mise sur le marché, qui sont considérablement allégées pour les génériqueurs. Ceux-ci sont dispensés de toutes les phases expérimentales et précliniques, lesquelles ne concernent que la molécule elle-même et ont déjà été effectuées par le producteur du princeps. Cela permet de réduire le coût de revient du générique et par suite son prix de vente.

Mais là où le bât blesse, c'est la suppression parallèle de toutes les phases cliniques au cours desquelles on évalue l'efficacité et la tolérance du princeps par des études en double aveugle contre placebo. On considère qu'il n'y a pas lieu de s'y intéresser… puisque le générique contient la même molécule thérapeutique que le médicament original !

Ce serait admissible dans le cas de réelles copies conformes, identiques en tous points au vrai médicament. Mais cela n'est absolument pas le cas, puisqu'en dehors de la substance active, qui doit obligatoirement être la même molécule au même dosage, tout le reste peut diverger. On peut ainsi remplacer 100 % des excipients de départ par d'autres et balancer sur le marché ce médicament intégralement transformé sans lui faire subir le moindre contrôle clinique. Ni sur son efficacité thérapeutique ni sur ses éventuelles conséquences néfastes après changement des excipients, ce qui fait courir un risque considérable aux malades et constitue par conséquent une véritable tromperie sur la marchandise.

Une seule obligation légale: la bioéquivalence

Le seul et unique point que l'on vérifie, c'est la bioéquivalence du générique. Ne cherchez pas d'explication détaillée à propos de ce terme sur le site du gouvernement ou sur celui de la Sécurité sociale. Vous n'en trouverez pas et pour cause, car toute la duperie se camoufle dans ce malentendu savamment entretenu et diffusé. Quand on vous affirme, la main sur le cœur, que le générique est « bioéquivalent » au médicament princeps, c'est tout à fait vrai ! Sauf que personne ne sait vraiment ce que désigne ce vocable. Alors on perçoit le préfixe « bio », qui apporte une plus-value psychologique bien dans l'air du temps, et surtout on retient « équivalent », c'est-à-dire « valant la même chose ».

Ce qui est tout à fait faux ! En effet, bioéquivalent signifie simplement que le générique a, dans le corps humain, un comportement analogue à celui du princeps. Cela ne concerne que l'absorption, la circulation, le métabolisme et l'élimination du médicament dans le temps, selon une courbe en cloche qui doit être à peu près superposable à celle du princeps. Avec cependant un écart pouvant aller de 20 % en-dessous à 25 % au-dessus ! C'est dire déjà la marge de tolérance inadmissible dans le cas de traitements à surveillance rapprochée, dont le moindre écart de concentration sanguine peut déclencher des effets néfastes parfois cataclysmiques.

Mais le pire, vous l'avez compris, consiste à se baser exclusivement sur une étude expérimentale de pharmaco cinétique, effectuée en laboratoire sur un nombre restreint de sujets volontaires, jeunes et en bonne santé, pour donner l'AMM et diffuser à grande échelle un nouveau générique. Cela en l'absence inqualifiable d'études cliniques d'efficacité-tolérance alors que très souvent le générique commercialisé n'a aucune similitude avec le princeps… sinon la substance active.

Des excipients qui changent tout…

On définit les excipients comme des composants sans activité pharmaco logique, servant à faire parvenir le principe actif dans l'organisme à l'endroit où il doit agir. Cela ne signifie pas pour autant qu'il s'agisse de substances inertes ! Non seulement ils conditionnent toutes les caractéristiques du médicament depuis sa forme galénique jusqu'à son goût en passant par son aspect, sa couleur ou sa texture mais en outre ils interagissent dans l'absorption et la stabilité du produit. Or, les excipients des génériques peuvent différer totalement de ceux des spécialités de référence.

On a donc établi trois types de génériques selon les différences en excipients par rapport aux princeps. Le type 1 correspond au générique idéal, le seul qui devrait être autorisé. Il s'agit de l'auto-générique, copie parfaite du médicament d'origine avec la même composition qualitative et quantitative en substance active comme en excipients, ainsi qu'une forme galénique identique. Il est en général développé par le laboratoire qui possède le princeps. Sa production se fait d'ailleurs le plus souvent sur les mêmes chaînes de fabrication. Celui-là ne pose aucun problème spécifique par rapport au médicament original

Malheureusement, deux autres catégories constituant l'essentiel des génériques sont étonnamment mises à la disposition des pharmaciens. D'abord, le type 2 des « essentiellement similaires », pour lesquels seuls les excipients changent alors que la composition qualitative et quantitative en substance active et la forme galénique restent identiques à celles du médicament d'origine.

Et surtout le type 3 des « assimilables », pour lesquels, par rapport aux précédents, on accepte aussi des changements de galénique comme des gélules à la place de comprimés, voire carrément des modifications dans la forme chimique de la substance active, tel un sel différent. Que devient alors la prétendue similitude avec le médicament d'origine ?

Même l'Assurance-maladie vient additionner son grain d'incohérence faussement rassurante en indiquant sur son site *ameli.fr* que, pour ces deux derniers types de génériques, « les études de bioéquivalence sont indispensables afin de garantir la même efficacité et la même sécurité d'emploi que le médicament d'origine ». Bobard ! Comment un site gouvernemental, d'audience nationale, peut-il en toute impunité propager de telles inepties ? Les études en question ne concernent que la biodisponibilité du générique. Elles vérifient que les nouveaux excipients ne modifient ni la quantité de substance active qui passe dans le sang, ni la vitesse à laquelle elle atteint l'organe cible. Mais elles ne préjugent en rien de l'efficacité du générique, et encore moins de sa tolérance.

C'est exactement ici que se situe la tromperie aggravée, fomentée au plus haut niveau de l'État. Parce qu'on laisse croire faussement aux gens que « bioéquivalent » veut dire « équivalent ». Ce qui provoque quotidiennement des mini-drames à l'échelle individuelle et de temps à autre des catastrophes sanitaires sur le plan international. Et finalement, les laboratoires ne sont jamais condamnés puisqu'ils respectent une législation outrancièrement permissive au mépris de la santé publique.

Des effets notoires... passés sous silence !

En outre, parmi ces excipients intégralement autorisés par les autorités sanitaires, certains sont réputés susceptibles de déclencher, à une fréquence variable mais non négligeable, des effets notoirement délétères dans le registre de l'allergie et de l'intolérance. On peut rester pantois devant cet autre laxisme consistant à agréer l'ajout d'additifs, parfois mortels, dans des génériques dont la tolérance ne subit aucun contrôle malgré de telles modifications.

Ainsi, en plus de pouvoir changer tous les excipients du princeps, les génériqueurs peuvent parfaitement ajouter des ingrédients toxiques... qui ne figuraient même pas dans le médicament original ! Non, vous ne rêvez pas et, pour vous en convaincre, allez lire le communiqué de l'ANSM, notre Agence nationale de sécurité du médicament, laquelle souligne sur son site, avec un humour remarquable, que « la substitution par un générique contenant un ou plusieurs excipients à effet notoire que ne présente pas la spécialité prescrite est possible s'il apparaît, après renseignement, que l'utilisateur ne présente pas de risque de survenue d'effets liés à ces excipients ».

Après renseignement... Cela suppose non seulement que l'utilisateur connaisse ou devine le nom des excipients qu'il ne supporte pas, mais sache aussi qu'ils entrent dans la composition du générique que le pharmacien s'apprête à lui refiler. Généreusement, l'ANSM met à disposition du consommateur moyen le répertoire des génériques dont l'annexe 3 liste une vingtaine de pages de substances présentant un danger plus ou moins notable, que tout cobaye raisonnable devrait apprendre par cœur.

Donc en pratique, cette mise en garde procède de la tartuferie mais présente un gros avantage pour le fabricant du générique. Il lui suffit en effet d'indiquer dans sa notice la composition des excipients pour s'exonérer de toute poursuite en reportant la responsabilité sur l'usager en cas d'accident médicamenteux…

Lévothyrox : un bel exemple de non-substituabilité !

Outre les effets notoires, cette liberté pour les génériqueurs de modifier à leur guise les excipients présente un risque supplémentaire dans le cas des médicaments dits « à marge thérapeutique étroite ». En effet, la bioéquivalence d'un générique peut varier jusqu'à 25% en plus ou en moins par rapport au princeps. Si cette marge d'erreur paraît acceptable pour un laxatif ou du paracétamol, elle peut devenir dramatique dans le traitement de certaines pathologies pour lesquelles le moindre degré de variation du taux sanguin aura des conséquences graves, voire potentiellement létales, comme le symbolise l'affaire du Lévothyrox.

C'est à la suite de la condamnation du laboratoire Merck, justement pour tromperie aggravée en raison d'une modification litigieuse de l'excipient de sa lévothyroxine, qu'ont été publiés les arrêtés des 12 novembre 2019 et 30 janvier 2020[5], lesquels autorisent le prescripteur à inscrire la mention « non substituable » dans trois situations bien définies auxquelles correspondent des sigles spécifiques. Il s'agit de codes à 3 lettres, qui sont :
• EFG pour Enfants de moins de 6 ans s'il n'existe pas de générique ayant une Forme Galénique adaptée à leur âge ;
• CIF lorsque le patient présente une Contre-Indication Formelle en raison d'une allergie à un excipient à effet

notoire qui est absent dans le princeps et présent dans ses génériques ;

• MTE pour les médicaments à Marge Thérapeutique Étroite figurant sur une liste qui s'allonge chaque année, la dernière en date étant parue au Journal officiel du 28 juillet 2022.

On constatera de façon à la fois paradoxale et amusante que cette nouvelle loi reconnaît explicitement les risques potentiels des excipients des génériques mais se contente de renforcer les contraintes sur la substitution au lieu d'agir sur les fabricants de génériques.

Pourtant une solution aussi radicale qu'immédiate existe. Il suffit de décréter, au niveau international, que tous les brevets relatifs à un médicament princeps, y compris annexes, tombent dans le domaine public le même jour. Dès lors, il devient facile d'imposer aux industriels que tous leurs génériques soient de type 1, c'est-à-dire de vraies copies, intégralement conformes à l'original, et d'interdire définitivement les génériques de type 2 et 3. Cela mettra un terme instantané à tous les accidents iatrogéniques liés à des substitutions litigieuses ou hasardeuses.

Mais cette solution n'est-elle pas trop simple pour être applicable…?

Fin de vie : l'inavouable vérité !

S'il est des coins sur terre où il fait bon vivre, il en est d'autres, parfois les mêmes, où il ne fait pas bon mourir. En France, par exemple... Alors que la médecine moderne permet de s'en aller sans angoisse ni douleur, d'achever sa vie de façon digne et sereine, tous les jours, des dizaines de mourants nous quittent dans des circonstances sordides. Les proches, laissés à leur triste désarroi, conservent définitivement la cicatrice morale de ces derniers moments pénibles, ajoutant mentalement aux regrets éternels inscrits sur les couronnes mortuaires leurs remords pour toujours. Ceux de n'avoir pas réussi à mieux accompagner leur parent.

Alors pourquoi quotidiennement des compatriotes franchissent-ils à la fois le pas et la frontière pour achever leur existence dans un pays limitrophe ? Du Nord au Sud, en passant par l'Est, chez n'importe lequel de nos voisins, la mort paraîtra plus douce que chez nous aux malades incurables lorsqu'ils se retrouvent abandonnés à la souffrance d'une longue agonie. Quand cesserons-nous de nous traîner dans le peloton de queue de l'Europe en matière de fin de vie... comme dans d'autres domaines sanitaires ?

Et si on appliquait la loi ?

Pourtant, nous avons nos parlementaires, souvent plus nombreux et mieux payés qu'ailleurs, pour nous doter, nous aussi, d'une législation adaptée. Mais dans notre beau pays civilisé, l'euthanasie, qu'elle soit active ou passive, reste formellement interdite. Notre Code pénal l'assimile à un assassinat, une sorte de meurtre prémédité, en principe sanctionnable par une peine de prison à perpétuité.

Cependant, depuis une vingtaine d'années, plusieurs textes ont successivement assoupli la législation pour autoriser aujourd'hui la « sédation profonde, maintenue jusqu'au décès ». La loi permet désormais, exclusivement en phase terminale et dans le strict respect d'une procédure bien définie, l'utilisation de deux produits, la *morphine* et le *midazolam*, considérés par tous et partout comme les faux jumeaux de l'empathie finale. L'une représente une référence parmi les antalgiques, l'autre est le plus puissant des anxiolytiques. On les injecte par voie intraveineuse au moyen d'une pompe avec possibilité pour la personne de s'administrer elle-même des doses supplémentaires en fonction de ses besoins. Bien sûr, plus le débit de la perfusion s'accélère ou plus les ajouts augmentent en volume et en fréquence, et plus la sédation s'approfondit. Au point d'en devenir éventuellement définitive…

C'est ici que le bât blesse. Certains médecins, beaucoup plus nombreux qu'on ne le pense, estiment que la loi Claeys-Leonetti promulguée en février 2016 a transformé les soins palliatifs en une véritable euthanasie qui n'ose pas dire son nom. Pire, une forme de suicide assisté puisqu'on fournit au mourant les moyens techniques et médicamenteux de mettre fin lui-même à ses jours. Alors, pour des raisons éthiques, philosophiques ou religieuses, en tout cas personnelles et prétendument défendables, ces praticiens rejettent tout en bloc – les médicaments, la perfusion, la pompe… et leurs principes déontologiques ! En un mot, ils refusent à leurs victimes l'accompagnement minimal vers la sortie.

Cela arrive tous les jours dans notre beau pays. Surtout en Ehpad ! Le plus souvent à l'insu des familles et bien sûr contre leur volonté. Mais de tels agissements cessent de frôler la limite de l'acceptable pour devenir foncièrement inexcusables lorsque ces mêmes médecins s'opposent à ce que des confrères viennent les suppléer. Par exemple en s'opposant à l'intervention, en institution, d'un service d'hospitalisation à domicile tout en tardant eux-mêmes à mettre en place les soins palliatifs de fin de vie.

Jeannine, une tragique histoire vraie

À ce titre, l'histoire sordide mais parfaitement authentique de Jeannine constitue un exemple caricatural de cette triste réalité doublée d'une honteuse hypocrisie… L'affaire se déroule en mai et juin 2018 dans un Ehpad de la région franc-comtoise appartenant à un grand groupe privé. Quelques mois auparavant, l'établissement a connu la plus longue grève de soignants de l'histoire nationale. Un mouvement social de près de quatre mois pour protester contre la médiocrité de la prise en charge quotidienne de résidents pour le moins malmenés, sinon brutalisés. Jusque-là rien de bien original dans un paysage gériatrique où la maltraitance institutionnelle s'est imposée depuis longtemps comme un comportement aussi banal qu'universel. Là comme ailleurs, une ou deux embauches temporaires de soignants en appoint et une bonne prime au personnel récalcitrant suffiront à calmer ses ardeurs et à forcer les esprits révoltés à remettre la blouse, sans que, par la suite, la situation ne s'améliore d'un iota.

Début mai, Jeannine présente brutalement une douleur fulgurante de la jambe gauche. Un méchant caillot est venu obstruer une grosse artère dans sa cuisse. Le pronostic vital est engagé. Ce sera la scie ou la vie… Mais, à 90 ans, on n'ampute plus. Alors la vieille dame refuse l'hospitalisation et rejette l'intervention. Elle ne quittera son Ehpad que les pieds devant, et de préférence avec les deux. Elle demande donc à être accompagnée vers une mort douce et confortable. Ce que les deux médecins qui s'occupent d'elle lui promettent à l'unisson, la main sur le cœur.

Des doses homéopathiques de morphine !

Malheureusement, dans le milieu médical, les parjures et les menteurs courent les rues, le premier serment renié étant celui d'Hippocrate. Ou d'hypocrite comme scandent les railleurs. En toute illégalité, c'est le médecin coordonnateur de l'Ehpad qui se charge de l'ordonnance. À la place du médecin traitant, pourtant présent. Une seule et unique prescription pour cinq semaines de souffrance. Avec des doses homéopathiques de morphine qui ne soulageraient pas les poussées dentaires d'un nourrisson. Il faudra même que les infirmières réutilisent la même ordonnance trois semaines plus tard, pendant les congés du médecin parti se prélasser à l'étranger, pour avoir quelque chose à administrer à la mourante. Au moins faire semblant, histoire de se donner meilleure conscience.

Certes, la fille de la vieille dame, en tant que personne de confiance, a bien tenté d'intercéder auprès des praticiens en faveur de sa mère. De quémander un soupçon de morphine supplémentaire, de mendier l'installation d'une pompe programmable, d'implorer qu'on fasse appel à un service de soins palliatifs… « Madame, je suis contre l'euthanasie, c'est philosophique ! » Ce sera la seule réponse apportée à cette requête par le médecin coordonnateur et approuvée, dans une odieuse complicité, par le médecin traitant. S'ensuivent 33 jours et 33 nuits de douleur et d'angoisse, s'accentuant sans cesse, dans une croissance exponentielle. Dites 33, ce chiffre fétiche des cliniciens parce qu'il provoque des vibrations facilitant l'auscultation des bronches. C'est long, trente-trois fois vingt-quatre heures, quand on souffre. C'est également pénible pour les soignants, qui entendent des cris ininterrompus de douleur sans avoir l'autorisation d'intervenir. Car les médecins l'ont inscrit en toutes lettres, et en majuscules, dans leurs transmissions. Une petite phrase gravée profondément au marteau et au burin dans la mémoire des soignants comme sur une plaque de marbre : PAS D'HOSPITALISATION ! Et par conséquent interdiction formelle de faire venir l'HAD, le service d'hospitalisation à domicile, pour apporter les soins palliatifs au chevet de l'agonisante.

Finalement, lorsque l'infirmière-cadre décide de profiter de l'absence temporaire des deux médecins pour, à leur insu et contre leur volonté, solliciter le service d'HAD, la résidente est déjà à moitié dévorée vivante par les asticots et les mouches nécrophages. Pourtant, en moins de trois jours de soins palliatifs appropriés, délivrés par des professionnels aguerris, la sédation est obtenue et la patiente s'éteint paisiblement une semaine plus tard.

Des intouchables en bande organisée

Mais l'histoire ne s'arrête pas là et la suite révèle la face cachée de la planète médicale et le côté le plus sombre de cette organisation intouchable dénommée Ordre des médecins. Lequel n'hésite pas à créer ses propres lois, à les mettre en application et à s'ériger en juge suprême pour anéantir celles et ceux qui osent se mettre en travers de son chemin tortueux. Après le décès de Jeannine, sa fille, qui se prénomme Michèle, dénonce publiquement le médecin coordonnateur qui a martyrisé sa mère pendant cinq semaines. Pour appuyer ses dires, elle fait appel à mes services en tant que médecin légiste, spécialiste en réparation juridique du dommage corporel, afin que je l'assiste sur le plan médico-technique.

En me basant uniquement sur des pièces officielles extraites des dossiers médicaux, j'établis un rapport accablant pour mes deux confrères, démontrant, preuves à l'appui, que leur prise en charge avait été proprement scandaleuse. Comme le Code pénal m'y astreint, j'adresse en octobre 2018 un signalement à l'agence régionale de santé, chargée de gérer les « dysfonctionnements » en Ehpad. J'espère seulement induire une enquête afin de déterminer si les agissements des deux médecins envers Jeannine relèvent de circonstances exceptionnelles ou s'il s'agit d'un comportement habituel de leur part.

Et là... surprise ! J'apprends coup sur coup que les deux médecins mis en cause sont membres titulaires du conseil de l'Ordre du Jura, que l'ARS de Franche-Comté leur a transmis mon courrier de signalement sans lancer la moindre enquête sur eux, et, surtout, que mes confrères ont déposé une plainte disciplinaire contre moi pour « manque de confraternité ». Juste pour avoir dénoncé leurs sévices sans les contacter auparavant par téléphone pour demander leur agrément. Par contre, aucune contestation sur le fond de mon rapport, ni sur les critiques formulées dans mes écritures !

En fait, l'Ordre me reproche l'emploi, dans mon signalement, de certains mots comme « inadmissible » ou « inhumanité », termes jugés « d'une rare violence » (*sic*). Évidemment, dans ces conditions, et à partir du moment où l'on fait abstraction des agissements délictuels des deux collègues ordinaux, il devient facile pour la chambre disciplinaire de me sanctionner.

Un manque de « confraternité », vraiment ?

Le 23 décembre 2020, la décision est affichée au siège de l'Ordre régional du Grand Est. Je m'attends à un avertissement, ou au pire à un blâme… C'est la radiation définitive qui me tombe dessus ! La plus grave punition qu'un médecin puisse recevoir. Normalement réservée aux pires criminels, aux violeurs, aux assassins… et aux professeurs de médecine qui osent dire tout haut ce que les autres pensent tout bas. Jamais encore, avant moi, un médecin français n'a été radié pour avoir effectué un signalement de maltraitance. Surtout justifié ! Même en remontant jusqu'aux origines de l'Ordre, né pendant l'Occupation de l'union consanguine d'un père portant le nom de Nazisme et d'une mère prénommée Collaboration.

En juillet 2022, la chambre nationale, estimant que ma sanction pourrait paraître un tantinet excessive à des esprits chagrins et lui attirer des ennuis médiatiques, la transforme en interdiction d'exercer la médecine pendant neuf mois. Ce qui reste néanmoins très cher payé pour un simple signalement confidentiel. Surtout quand on sait que le médecin coordonnateur incriminé continue à sévir dans le même Ehpad et que les témoignages que je reçois régulièrement laissent craindre qu'il n'ait jamais fondamentalement renoncé à ses mauvaises habitudes…

Malheureusement, cette histoire n'a d'exceptionnel que son dénouement disciplinaire. Pour le reste, elle reflète ce qui peut se dérouler à tout moment dans n'importe quel Ehpad, quel que soit son statut, public, privé ou associatif, ou son emplacement géographique sur notre territoire. Le sort réservé aux mourants ne dépend que des praticiens qui les prennent en charge, de leur degré d'incompétence et de leur niveau d'immoralité. Bien que certaines agonies ressemblent à de véritables calvaires, personne ne dit rien. C'est l'omerta, la loi du silence. Tout le monde a peur des représailles… sauf les médecins. Surtout quand ils sont membres titulaires de l'Ordre.

Ainsi, à l'heure où le débat sur la fin de vie fait à nouveau surface tel un serpent de mer, il est urgent de prendre conscience que, si l'on obligeait enfin la corporation médicale dans son ensemble, sans aucun passe-droit, à respecter la législation actuelle sur les soins palliatifs, un grand pas serait franchi vers la mort digne et sereine. Au lieu de nous battre pour rattraper immédiatement notre retard dans la légalisation de l'euthanasie et la dépénalisation du suicide assisté, commençons donc par faire appliquer la loi qui interdit l'obstination déraisonnable, nouveau synonyme d'acharnement thérapeutique, et favorise la sédation profonde et prolongée jusqu'au décès.

Ces mesures, mises en place dans des délais acceptables au domicile des personnes en fin de vie, victimes de maladies incurables et demandeuses d'un accompagnement terminal, sont suffisantes dans la plupart des cas. Cessons de tolérer qu'il y ait, spécifiquement sur notre sol et dans nos rangs, des médecins maltraitants et protégés. Que ceux-là soient sanctionnés par la justice pénale au lieu de laisser le soin à l'institution ordinale de punir les confrères qui les dénoncent.

Il sera temps, ensuite, de passer à une étape supérieure de la compassion ultime…

Extraits de mon blog

Une honte nationale

200.000 ! C'est le nombre de personnes qui meurent chaque année en France dans des conditions intolérables... Certes des gens âgés en fin de vie, mais aussi des malades jeunes en phase terminale... Certes en Ehpad, mais aussi à l'hôpital ou à domicile... Non pas en raison d'un quelconque manque de moyens, mais par la volonté de médecins qui laissent délibérément agoniser les mourants sans le moindre soulagement car ils assimilent les soins palliatifs à une forme d'euthanasie qu'ils rejettent par idéologie.

Cette situation sordide et spécifique à notre pays va se pérenniser, voire s'amplifier, avec la future législation sur la fin de vie. En effet, le projet gouvernemental mélange dans le même texte « l'aide active à mourir », actuellement interdite en France, et « la sédation profonde maintenue jusqu'au décès » qui non seulement est légale mais doit obligatoirement être proposée à celles et ceux qui la réclament... sans d'ailleurs l'obtenir dans les 2/3 des cas ! En instaurant une clause de conscience commune aux deux situations, cette nouvelle loi autorise le corps médical à faire valoir son droit de retrait et continuer ainsi à refuser aux mourants les soins palliatifs auxquels qui y ont droit.

Cette aberration constitue un recul éthique sans précédent à l'égard des Droits de l'Homme, dont celui de mourir dans la dignité. Pour éviter cela, il faut impérativement ne légiférer que sur l'aide active à mourir et sortir du projet en cours tout ce qui concerne les soins palliatifs, lesquels sont actuellement parfaitement réglementés à condition de faire enfin respecter la loi Claeys-Leonetti de 2016 et punir sévèrement les médecins qui la bafouent quotidiennement en bénéficiant de la protection ordinale.

État d'AME

Ils débarquèrent, sans prévenir, un beau matin, au milieu de ma consultation. Ma secrétaire m'indiqua par l'interphone qu'il lui semblait s'agir d'un père, accompagné de son fils, souhaitant me voir en urgence. Je les reçus donc promptement et, aussitôt, le plus âgé jeta pêle-mêle sur mon bureau déjà bien encombré, quelques radiographies, une attestation d'Aide Médicale d'État, un résultat froissé de prise de sang et ses papiers d'identité.

Pendant que j'explorais ces documents, le fils tenta de m'expliquer la situation dans un dialecte incompréhensible pour moi. Constatant mes difficultés, il sortit de sa poche un iPhone dernier cri qu'il me passa après avoir composé un numéro. Aussitôt une voix masculine me vrilla dans l'oreille un accent prononcé d'Europe de l'Est.

Je parvins néanmoins à interpréter que mon visiteur souffrait d'une sévère arthrose de hanche et qu'on me réclamait une lettre d'introduction auprès d'un chirurgien orthopédique de qualité, afin de procéder au remplacement prothétique qui s'imposait. Je remerciais mon interlocuteur téléphonique pour sa confiance et rendis l'appareil à son propriétaire.

À ce moment-là, le monsieur assis en face de moi se pencha en avant, récupéra au passage sa feuille d'AME pour la brandir devant mes yeux ébahis et articula dans un sourire jouissif les deux seuls mots de français qu'il devait connaitre : « Moi gratuit ! »

Dans ma longue carrière, je n'ai jamais refusé de donner mes soins à quiconque me le demandait, même un étranger en situation illégale, mais j'eus alors une pensée émue et compatissante pour tous mes compatriotes qui s'enfilent, comme des colliers de perles, cotisations, franchises, génériques et autres déremboursements et lui rédigeai son laissez-passer pour une prise en charge intégrale.

Je n'ai jamais été payé pour cette consultation mais que représentent quelques euros en regard de la fierté d'avoir pu, pendant vingt minutes, faire partie des « Médecins Sans Frontières » … sans bouger les fesses de mon fauteuil.

Racket des neiges

15 heures. Une petite station des Alpes du Sud. Appuyé au balcon d'un appartement haut perché, je profite des derniers rayons du soleil d'hiver. En bas, dans la pénombre qui recouvre déjà l'ensemble du village, j'observe l'arrivée d'une « barquette », sorte de brancard sur patins véhiculé par deux pisteurs secouristes, ramenant au pied des pistes un skieur blessé.

Je ne suis pas surpris. La fatigue d'une journée de sport chez des gens peu entraînés, le durcissement des muscles et l'émoussement des réflexes font de la fin d'après-midi une heure de pointe pour les accidents. Le carillon de l'horloge de la place semble sonner les trois coups du ballet de l'unique ambulance locale.

Son équipage, prévenu par téléphone, est d'habitude en bas des pistes avant même l'arrivée du blessé. Mais cette fois, les ambulanciers, retenus par une autre intervention, débarquent avec près de ¾ d'heure de retard. Je plains l'infortuné traumatisé qui semble se geler au fond de sa civière, toutes ses tentatives d'évasion étant instantanément annihilées par un rappel à l'ordre des secouristes.

Enfin arrive le véhicule sanitaire avec « URGENCE » estampillé sur la carrosserie. Alors, sous mes yeux effarés, l'accidenté s'extraie de son sarcophage, marche sans difficulté apparente jusqu'à l'ambulance, s'installe à l'avant à côté du conducteur et le véhicule parcourt, gyrophare allumé, une soixantaine de mètres jusqu'au cabinet médical !!

Aussitôt, de multiples questions viennent se bousculer au portillon de mon esprit cartésien : Pourquoi un tel manège ? Pourquoi contraindre un blessé à la congélation en « barquette » ? Pourquoi transporter sur quelques mètres une personne valide à la marche ? Pourquoi utiliser pour cela une ambulance brancardée avec un équipage de deux personnes ? Et surtout qui paye ?

Toutes les réponses m'ont été apportées le soir même par le concierge de mon immeuble, pompier volontaire à ses heures et tiennent en deux mots : « Loi Montagne ». Cette loi a été votée en 1995, à la demande, apparemment légitime, des élus montagnards inquiets du désengagement de la Sécu vis-à-vis des accidents de ski et de l'obligation ancestrale de gratuité des secours en montagne. Elle permet, par dérogation, aux Maires des stations de ski de se retourner financièrement contre les victimes d'accident sportif sur les pistes domaniales.

Tout s'est alors éclairci... J'avais donc été le témoin privilégié de la perversion de cette loi consistant à imposer systématiquement le grand jeu, du style « Mondial Assistance » au moindre pépin... même si, en l'occurrence, le blessé aurait pu et apparemment voulu, se débrouiller tout seul.

Tout le monde croque dans cette galette des rois payée par l'accidenté ou son assureur, mais, à chaque fois, c'est la Municipalité qui gagne la fève. On comprend mieux l'insistance du personnel municipal, chargé de la vente des forfaits, à nous faire prendre l'indispensable assurance complémentaire. Au cas où… !

Plus de limite à… l'outrance !

Dans le cadre de mes activités de médecin légiste, spécialiste en réparation juridique du dommage corporel, j'ai été amené en 2018 à constater et à signaler aux autorités les agissements dignes d'un tortionnaire, perpétrés par le médecin coordonnateur d'un Ehpad privé à but lucratif.

Or il se trouvait que praticien était membre titulaire du conseil de l'Ordre des médecins du Jura. Aussitôt celui-ci prit fait et cause pour son collègue, le poussant à déposer une plainte disciplinaire contre moi à laquelle deux conseils ordinaux s'associèrent, celui de la Moselle, mon département de rattachement, et celui du jura où s'étaient déroulés les actes répréhensibles.

Face à cette coalition en bande organisée, mon destin fut rapidement scellé. La chambre disciplinaire du Grand Est me condamna en première instance à la radiation définitive au motif hallucinant de « manque de confraternité », sous-entendant que mon signalement était parfaitement justifié au vu des circonstances, mais que je n'avais pas à dénoncer des confrères, même pour des faits de nature criminelle.

J'ai alors décidé de tout raconter dans un livre intitulé « Médecins maltraitants et protégés » paru aux éditions Symbiose fin août 2022. Informé de la publication de ce témoignage sans concession, avec le nom réel des protagonistes et des lieux, l'Ordre des médecins a d'abord tenté la manière douce en annulant très vite ma radiation et en me réintégrant officiellement malgré le non-paiement de ma cotisation depuis 5 ans.

Mais apprenant que je participais à des séances de dédicaces en Lorraine, cette institution a changé de méthode. Ainsi, tandis qu'un samedi, je devais participer dans la plus grande librairie de la ville de Metz à une conférence-débat sur la fin de vie en France et y dédicacer mon livre, les Présidents des deux conseils départementaux de l'Ordre qui avaient soutenu le médecin malfaisant n'ont pas hésité à téléphoner tardivement, la veille au soir, au domicile privé de la libraire pour la menacer en lui donnant l'ordre d'annuler ma séance de dédicaces.

Effondrée par ce procédé aussi illégal qu'inusité, la libraire a dû se résoudre à céder à cet insupportable chantage et à apposer en début d'après-midi une affichette d'annulation sur la vitrine de sa librairie au grand dam des nombreux amis ou anciens patients venus m'y retrouver. Je conserve la photo de cette pancarte qui authentifiera cette sordide anecdote auprès des incrédules… et des magistrats.

Il faut à présent que cela se sache… Il n'y a plus aucune limite à l'outrance ! L'Ordre, censé garantir le respect de la déontologie médicale, ne se contente plus de protéger de toute sanction pénale les brutes épaisses dénoncées par leurs confrères ou par leurs patients. Le voilà qui désormais censure les livres qui leur font du tort et menace directement les libraires, les organisateurs de salons littéraires et toutes les personnes susceptibles d'en assurer la diffusion publique. Il s'agit d'une première dans notre pays depuis la seconde guerre mondiale de voir une autorité constituée abuser de son pouvoir pour étouffer la liberté d'expression d'un auteur en lui interdisant la présentation de ses écrits.

Je rappelle qu'il n'y a à ce jour strictement aucune plainte pour diffamation ou dénonciation calomnieuse de quiconque à propos de mon livre. Cela confirme la véracité absolue de son contenu... et la totale incapacité de l'Ordre des médecins à me museler par des voies légales !

Cordonnier le plus mal chaussé

Ce soir-là, je suis rentré chez moi comme à l'accoutumée... Tard et fatigué. Mes journées de médecin généraliste m'éloignaient assez peu de mon domicile, mais je passais parfois plusieurs jours sans voir mes enfants, partant avant leur réveil et rentrant après leur coucher...

À peine franchi le seuil, mon épouse m'annonça :

— La grande a de la fièvre

— Donne-lui du paracétamol, lui répondis-je avant d'attaquer mon dîner.

Le lendemain, même heure :

— Ta fille a toujours de la fièvre, et en plus elle se plaint de la gorge.

— Je lui fais une ordonnance d'amoxicilline que tu iras lui chercher demain matin, proposai-je.

Le surlendemain, dès mon arrivée, mon épouse me lança sur un ton plus inquiet et moins amène que les jours précédents :

— La fièvre est tombée, mais elle sort des boutons partout !

— Elle doit faire une allergie à l'antibiotique, il faut l'arrêter, diagnostiquai-je, toujours sans examiner mon ainée qui dormait à poings fermés à cette heure avancée.

La répartie me surprit par sa fulgurance :
— Si tu ne vas pas la voir immédiatement, j'appelle le médecin de garde !

La menace vexatoire toucha sa cible et cette perspective me fut si insupportable que je m'exécutai aussitôt.

Et c'est ainsi que j'ai découvert la rougeole de ma fille !

Faites notre test : qui êtes-vous ?

Question : votre ministre de tutelle vous assène une loi aberrante et coercitive votée en catimini par une poignée de députés noctambules. Comment réagissez-vous ?

Réponse A : Vous chargez votre remorque de lisier et vous prenez la direction de la Préfecture

Réponse B : Vous bloquez toutes les routes de France avec vos collègues

Réponse C : Vous partez en congés hors vacances scolaires

Réponse D : Vous émettez quelques geignements plaintifs et vous organisez une gentille grève du zèle

Résultats du test. Si vous avez répondu :

A, vous êtes un agriculteur et la loi est retirée dès qu'on aperçoit votre tracteur

B, vous êtes un chauffeur routier et vous obtenez gain de cause en trois jours

C, vous êtes un enseignant et votre Ministre est viré dès le prochain remaniement

D, aucun doute ! Vous êtes bien un professionnel de santé….

Lien pour l'abonnement à *Révolution Santé*

Révolution Santé est une revue mensuelle de 8 pages traitant de médecine naturelle. J'y publie une chronique en lien avec la médecine, en dernière page de chaque numéro.

Lien pour l'abonnement à *Santé Libre*

Santé libre est une revue mensuelle de 16 pages, de « résistance intellectuelle et pacifique » en rapport avec le monde médical et le domaine de la santé. J'y publie régulièrement des articles de fond de trois pages en moyenne sur un problème d'actualité ou d'intérêt général.